齐鲁针灸医籍集成·现代Ⅷ

张永臣　贾红玲　校注

U0230185

科 学 出 版 社

北 京

内 容 简 介

　　"齐鲁针灸医籍集成(校注版)"是在全面系统地收集、整理山东省古今医籍的基础上,加以分析、总结、提炼,从针灸理论、临床实践的角度,对针灸医籍进行简要点评。本书选取现代医家方吉庆、王洁、徐宗兰等编著的《急症针灸集验》进行点校,并对较难理解的文字加以注释。

　　本书可供中医院校师生、科研人员、临床医生和中医爱好者阅读参考。

图书在版编目(CIP)数据

齐鲁针灸医籍集成. 现代. Ⅷ / 张永臣, 贾红玲校注. —北京:科学出版社, 2019.1
ISBN 978-7-03-058872-2

Ⅰ. ①齐… Ⅱ. ①张… ②贾… Ⅲ. ①针灸学-中医典籍-汇编-中国-现代 Ⅳ. ①R245

中国版本图书馆 CIP 数据核字(2018)第 215665 号

责任编辑:朱　灵 / 责任校对:谭宏宇
责任印制:黄晓鸣 / 封面设计:殷　靓

斜 学 出 版 社 出版
北京东黄城根北街 16 号
邮政编码:100717
http://www.sciencep.com

南京展望文化发展有限公司排版
北京虎彩文化传播有限公司印刷
科学出版社发行　各地新华书店经销

*

2019 年 1 月第　一　版　开本:B5(720×1000)
2019 年 4 月第二次印刷　印张:8 1/2
字数:131 000

定价:55.00 元
(如有印装质量问题,我社负责调换)

谨以此书祝贺山东中医药大学建校六十周年、
针灸推拿学院建院三十周年！

丛书·序

　　中医学是中华文化的一部分,而针灸学又是中医学中的一块瑰宝。中医之术莫古于针灸,即起源较早;莫效于针灸,即有简便验廉之特点;莫难于针灸,即易学而难入、难精。现存较早的医籍《素问·异法方宜论》云:"故东方之域,天地之所始生也。鱼盐之地,海滨傍水,其民食鱼而嗜咸,皆安其处,美其食。鱼者使人热中,盐者胜血,故其民皆黑色疏理。其病皆为痈疡,其治宜砭石。故砭石者,亦从东方来。"即针刺起源于我国东部地区,即山东一带。《孟子·离娄篇》云:"犹七年之病,求三年之艾。"济宁市微山县、曲阜市出土的汉画像石上的针灸图定名为《扁鹊针灸行医图》,可以作为针刺起源和发展的佐证之一。

　　齐鲁针灸在我国针灸学发展史上具有重要的地位和作用,古代医家擅长针灸者如战国时期的扁鹊、西汉时期的淳于意、晋之王叔和、南宋之徐氏家族、金元之马丹阳、明之翟良、清之岳含珍与黄元御等,仁济齐鲁及周边地区。而汉代安徽的华佗游历山东、施医送药,金元时期河北的窦汉卿从师于滕县名医李浩,元代浙江名医滑伯仁从师于东平高洞阳,明代浙江针灸大家杨继洲也曾行医山东,湖北医家李时珍来山东考察药物兼以行医。近代民国名医黄石屏学医于山东,后闻名于海上。现代医家钟岳琦学于江南名家承淡安,张善忱为针灸事业殚精竭虑。而焦勉斋、郑毓桂、杜德五、李少川、臧郁文、马同如等医家,或为全国名医,或为地方名医,仁术惠民,教书育人,在齐鲁针灸史上增加了浓墨重彩的一笔。

　　中医之传承,借以书籍为先;古今之医籍,浩瀚博大纷杂。针灸之医籍,也是如此。特别是古代医籍，几经传抄，版本不一，刻印质量高低不等。今我校张永臣、宋咏梅、贾红玲等，对齐鲁针灸的历史进行了系统性研究，遴选出一些与针灸相关的医籍加以校注、出版，名之曰《齐鲁针灸医籍集成》(校注版)。本丛书从一个侧面整理、保存、传承了中医针灸文献，也从另一个侧面呈现了齐鲁针灸数千年的发展历程和各历史阶段所取得的成就，展示了齐鲁针灸的历史积淀，为我省乃至全国针灸事业的传承、发展和创新起到较好的作用。

　　然学海无涯，宜勤求古训而博采众方，精勤不倦方能博极医源。在丛书付梓之际，略述数语以嘉勉之！

中国针灸学会副会长
山东针灸学会原会长　　　　　　　　**吴富东**
山东中医药大学原副校长、教授、博士研究生导师
2016 年 9 月 10 日

前言

　　"山东"和"齐鲁"是历史上形成的地理名词,今日看来,二者所指地理范围大体相当,"齐鲁"是"山东"的代称。"山东"之名,古已有之,但地域范围不一。《战国策·秦策》有"当秦之隆……山东之国,从风而服",山东指崤山、华山以东的地区。汉代将太行山以东的地区统称为"山东",《山东通史》记载:西周、春秋时,山东属齐、鲁、曹、滕、薛、郯、莒及宋、卫国的一部分,战国后期属齐,其南北各一部分属楚、赵。秦统一全国后,在山东置齐郡、琅琊、胶东、济北、东海、薛郡、东郡等郡。西汉初,山东多为刘邦之子"齐王"刘肥的封地。汉武帝元封五年(公元前106年),山东分属青、兖、徐三州。东汉时,山东属青、徐、兖、豫四州。西晋时,山东属青、徐、兖、豫、冀五州。隋朝时,山东又归属青、徐、兖、豫四州。唐贞观初,全国为十道,河、济以南属河南道,以北属河北道。北宋分为二十四路,山东分属京东东路、京东西路。金大定八年(1168年),置山东东西路统军司,山东正式成为地方行政区划。元朝时,分置山东东西道肃政廉访司及山东东西道宣慰司。明洪武元年(1368年),置山东行中书省,治青州,后改置山东承宣布政使司。清代,将山东政区正式定为山东省。1949年,徐州市直属山东省管辖,新海连(连云港)市属山东鲁中南行署管辖,1953年1月,徐州市划归江苏省管辖。之后,山东地界未再发生大的变化。

　　而"齐鲁"之称,典籍历见,如《北史·儒林列传》云:伏生"教于齐鲁之间,学者由是颇能言《尚书》,诸山东大师,无不涉《尚书》以教矣。""齐鲁赵魏,学者尤多;负笈追师,不远千里;讲诵之声,道路不绝。"齐鲁之号"山东",殆自此始。《史记·三王世家》中汉武帝有"生子当置之齐鲁礼义之乡"的文化向往,

《隋书·文学列传》有"齐鲁富经学"之言,宋代文学家苏辙言"吾本生西南,为学慕齐鲁"。这些反映出在复杂多变的历史长河中,齐鲁文化传承不息的生命力和对人们根深蒂固的文化影响,而齐鲁文化也影响着中医针灸的发展,互相交融和促进。

针灸学是中华民族智慧的结晶,它是我国传统文化的一部分,现正逐渐为世界人民所接受,并为人民的健康发挥着重要的作用。针灸医籍对针灸的传承和发展有着非凡的作用,它是针灸学发源、发展的历史见证,是针灸学理论的重要载体,是发展、创新的基础,因此整理、保护针灸医籍具有深远的意义。作为针灸发源地的针灸工作者,有责任、有使命将现存针灸医籍发掘、收集、整理、出版、保护和利用,不仅能为国内外学者的针灸研究提供便利,也可为我国针灸文献研究总体水平的提高作出应有的成绩。此外,目前我国的针灸古籍存在分布分散的缺点,而有的针灸医家的手稿或者油印稿随着时间的流逝,有损毁、丢失的可能,如不及时系统整理和保护,诸多针灸文献将面临佚失的危险。齐鲁医家的针灸学术特点和成就在我国针灸学中占有重要的一席之地,各医家在理论上潜心研究,发皇古义,推陈出新;在学术上兼容并蓄,各抒己见,各有所长。而在学术著作方面,或重理论探讨,或重临床实践,或重专业知识传播,或重科普知识推广。作为中医学的一个缩影,齐鲁针灸具有明显的地域特色,它的内涵值得我们继续努力挖掘、开发、传承、利用和创新。

有感于此,我和我校中医医史文献学、针灸推拿学的宋咏梅、贾红玲等同道,在系统收集、整理与山东相关的古今医籍的基础上,选取价值较高的、与针灸相关的医籍或针灸专著加以校勘,并从理论、临床的角度加以简要注释,以丛书的形式出版,名之曰《齐鲁针灸医籍集成》(校注版)。以期本套丛书能比较完整和清晰地展现古今齐鲁针灸的成就和概貌,更好地整理、保存针灸文献,也为针灸临床、教学、科研提供一套比较完整的、与齐鲁针灸相关的参考书,同时对保存祖国针灸文化起到了积极的促进作用。虽曰集成,实不能全部包括进去,由于我们学术水平及其他客观条件所限,所收书籍数目也很有限。

为收集到较好、最有代表性的书籍,校注人员奔走于济南及其他城市的各图书馆、藏书楼,拜访民间藏书家,走访书籍原作者或其后人。为保证校注质量,校注人员不计报酬,不畏寒暑,抓紧点滴时间,认真点校,仔细注释,经过大量艰辛的劳动,基本成稿,我对编委会全体成员表示由衷的感谢;而对书籍原作者或其后人表示无尽的歉意,因为资金所限,未能支付稿酬,为了齐鲁针灸的今天和明天,他们的深明大义之举时刻撞击着我们的心灵,激励我们要做好本套丛书,出精品之作,永传齐鲁针灸文化。

本套丛书的出版,得到了山东省"十二五"特色重点学科针灸推拿学、山东省人文社会科学课题和山东省中医药科技发展规划项目的资助,学校领导和科研处、文献研究所、针灸推拿学院、宣传部领导给予了大力支持,听取了刘玉檀、国培、张登部、吴富东、单秋华、刘光亭、孙学全、杨传义、张方玉等老师的宝贵建议,我校王振国、田思胜、韩涛、刘更生、汤继芹、刘江亭等老师,中国中医科学院针灸研究所的赵京生老师和南京中医药大学的张树剑老师均给予了热情鼓励、指导和帮助,相关工作人员为本套丛书付出了大量的辛勤汗水,在此谨表示我们诚挚的感谢!

同时,也将本套丛书作为献给山东中医药大学建校六十周年和针灸推拿学院建院三十周年的礼物,深深感谢母校的教育和培养,也祝愿母校培养出更多的优秀人才,创造出新的辉煌!

点校此类图书,我们经验不足,加之学术水平有限,虽经几经努力,但书中定会存在这样、那样的不足、缺点和错误,恳请读者不吝赐教,批评指正。

张永臣

2016 年 10 月 29 日于山东中医药大学

目
录

《急症针灸集验》

《急症针灸集验》

原著 方吉庆 王洁 徐宗兰

校注说明

方吉庆(1931~1988年),《山东中医药大学志》作方基庆,汉族,山东省夏津县人,曾任山东中医学院附属医院针灸科副主任医师,针灸教研室、针灸科顾问,兼任山东中医学会针灸分会副主任委员。方吉庆出身于中医世家,早年即学习中医、针灸。1949年底,方吉庆参加夏津银子庄联合诊所工作,任所长,兼任卫生协会主任;1953年,在德州地区中医进修班学习;1958年3月,在山东中医进修学校针灸班学习;1959年,分配到山东中医学院附属医院工作,先后任针灸科主治医师、副主任,1983年5月晋升为副主任医师;1966年,出席山东省群英会。1976年,澳大利亚访华代表团团长腰痛,请他诊治,一针而愈。其著《急症针灸集验》,在《中医杂志》等期刊上发表论文11篇,创立"凤凰展翅"针法,擅长治疗厥证、胃脘痛、面瘫,灵活运用内关穴配伍他穴治疗哮喘、痛经、眩晕等疾病。

《急症针灸集验》初版于1988年8月由山东科学技术出版社出版,书中对刺灸法的叙述尤其详细,具有较高的学术价值,对针灸临床有很大的指导作用。本次校注的具体原则如下。

1. 全书采用简体横排,加以现代标点符号。

2. 凡本书中异体字、俗写字、古字和一些名词和术语,如"腧穴""输穴""俞穴"等以符合现代应用规范为准,均径改不出校。

3. 若显系底本有误、脱、衍、倒者,则据他书或本书前后文例、文义改之、补之、删之,并出校注明。若怀疑底本有误、脱、衍、倒者,则不改动原文,只出校,注明疑误理由。若底本因纸残致脱文字者,凡能据字形轮廓或医理可以大体判定出某字者,则补其字,或在注文中注明应补某字。

4. 本书中引录他书文献,虽有删节或缩写,但不失原意,不改。

5. 对难字、僻字、异读字,采用汉语拼音加直音的方法加以注音,并释字义;对费解的专用名词或术语加以注释;对通假字予以指明,并解释其假借义。

6. 从临床角度对书中有关内容加以注解,附以己见,供读者参考。

前　言

　　《急症针灸集验》简述了八纲辨证在针灸急症中的应用,介绍了针灸急症的治疗经验。以传统的针灸方法治疗内、儿、外、妇、五官科常见急症 39 种,典型病案 62 例。对每一种急症,既概述了现代医学的病因、病机、症状与特点,又介绍了中医学对本病的认识。在每种急症的临床表现、治疗方法和注意事项中,分别介绍了各病症的主要临床表现;体针、耳针等主穴、配穴处方,针灸的具体操作方法,并按经络理论、腧穴功效阐明主穴和配穴的方义;"治病必求于本"和急救措施等。

　　本书在编写过程中,山东中医学院附属医院李心红、张晓莲二位医师做了一定工作,在此表示感谢。由于编者水平所限,错误之处,敬请读者批评指正。

编　者

于山东中医学院附属医院

1987 年 9 月

概　述

一、八纲辨证在急症针灸中的应用

　　八纲辨证,就是将四诊所取得的临床资料,通过比较分析,归纳为阴阳、表里、虚实、寒热八类症候,用以说明病位的浅深、疾病的性质、正邪的盛衰的一种辨证方法。它是中医的辨证纲领,对于临床表现危急、病理变化复杂急症的针灸诊断来说,具有执简驭繁、提纲挈领之功。对于分别急症的阴阳类型,明辨急症的病势趋向,确定急症的病变性质,分清急症的正邪盛衰等方面,有着极其重要的意义。

阴阳,是八纲辨证的总纲,用以辨别一切疾病的类型,尽管急症的症候复杂多变,但也不外乎阴阳两大类别。阳证可统括为表证、实证、热证;阴证可统括为里证、虚证、寒证。就以阴阳本身病变而言,在急症中可分为阴证、阳证、阴虚、阳虚、亡阴、亡阳、阳极转阴、阴极转阳等不同类型。

1. 阴证、阳证:《素问·阴阳应象大论》说:"阳盛则热,阴盛则寒。"凡急症出现面红目赤,口渴饮冷,声高气粗,发热癫狂,神昏谵语,躁扰不安,小便短少,大便秘结,舌红少津,苔黄而干,脉大有力等症状者,多属阳证;而出现面色苍白,精神萎靡,蜷卧不语,形寒肢冷,声怯气弱,腹满胀大,小便清长,大便稀溏,舌质淡胖,苔白润滑,脉沉迟弱等症状者,多属阴证。

2. 阴虚、阳虚证:《素问·调经论》说:"阳虚则外寒,阴虚则内热。"急症若由机体阴阳亏损所致者,常出现阴虚、阳虚之证。

（1）阴虚证:除见形体消瘦,口燥咽干,眩晕失眠,舌红脉细等阴液不足征象外,还常伴有五心烦热,潮热盗汗,舌红少津,脉细而数等虚热内生之证。

（2）阳虚证:除见神疲乏力,少气懒言,蜷卧嗜睡,舌淡脉微等阳气衰竭征象外,还常并见畏寒肢冷,口淡不渴,尿清便溏等阳不制阴,寒水内盛之证。

3. 亡阴、亡阳证:《素问·阴阳应象大论》说:"阴阳离决,精气乃绝。"急症病变中,若因高热大汗,暴吐暴泻,吐衄下血,或因邪毒炽盛,弥漫表里,耗精伤气,则往往出现亡阴、亡阳之危候。

（1）亡阴证:除见某一急症特有症状外,多伴有汗出热黏,肌肤灼热,烦躁不安,口渴唇焦,舌红而干,脉细数急,按之无力等阴津欲竭之症状。

（2）亡阳证:除见某一急症特有症状外,多伴有大汗淋漓,肌肤冰凉,手足厥冷,蜷卧神疲,舌淡色青,脉微欲绝等阳气衰竭之证。且因阴阳互根之理,阴竭则阳气无所依附而散越,阳亡则阴无从化生而告竭,故亡阴亡阳之证,在急症的病变过程中,往往由此及彼,相继出现,同见于一证,互为因果,从而导致险恶、危重之证。

4. 阳极转阴、阴极转阳证:《灵枢·论疾诊尺》说:"寒甚则热,热甚则寒。"某些感染性急症,由于热毒极重,大量耗伤机体正气,在持续高热之时,会突然出现体温下降,面色苍白,四肢厥冷,脉微欲绝等一派阳气骤脱的阴寒危象,这种病理变化即为阳极转阴。而某些阳气素盛之人,感受阴寒之邪,开始表现为恶寒无汗之寒证,渐因阳气郁闭化热,便可出现一派阳热之象,这种病理变化即属由阴转阳,掌握这一规律,在认识急症的转归方面有一定的指导意义。

（二）表里辨证

表里,是辨别病变部位和病变趋向的两个纲。一般说来,病在皮肤肌腠者属表,病在脏腑、血脉、骨髓部位者属里。与一般内科病相比,急症所出现的表证,证情也多急重,但在急症病变过程中,单纯出现表证者,要比里证或里证兼表证者为少。

1. 表证:表证多由六淫之邪客于肌表,阻遏阳气,以致肺失宣降而成。以发热恶寒,舌苔薄白,脉浮为特征。多伴有头痛、身痛、鼻塞、咳嗽、有汗或无汗等症状。又根据病因之不同,可分为发热重于恶寒,舌边尖红,脉浮数为主的表实热证和恶寒重于发热,无汗身痛,脉浮紧为主的表实寒证,以及表证或兼风毒,或兼温热,或兼燥气,或兼湿热等。

2. 里证:在急症病变过程中,多数是以里证的特点而表现于外的。详细辨之,当有里寒证、里热证、里实证、里虚证,或里寒实证、里热实证、里虚寒证、里虚热证之别。总之,是由脏腑阴阳失调,气血逆乱所致。

3. 表里兼证:在急症的发病初期,若因六淫邪毒过甚,初犯肌表,随之及里,或因里证正气渐衰,邪气外达肌表,或因正气日衰,邪气乘虚而入,皆易造成表里兼证。如暴吐兼表、表兼暴泻、表邪致衄、中毒兼表、表兼便秘等。临床必须仔细观察,观其表里之轻重缓急,拟以先表后里,先里后表,表里同治等法而施治。

4. 半表半里证：急症中也有邪既不在表，亦不入里，而稽留于半表半里之间，邪滞少阳，出现口苦、咽干、目眩、寒热往来、胸胁苦满、心烦喜呕、舌红苔白、脉弦等。此证邪不在表，故不可汗，亦不在里，故不用清，当用和解之法以治之。

（三）寒热辨证

寒热，是辨别疾病性质的两个纲。任何急症病变，均有寒证、热证之别，能否准确辨别寒热证型，是决定使用刺法或灸法，以及采取有关措施的关键。"寒者热之，热者寒之"，故临床辨证必须以辨明寒热为前提。

1. 寒证：急症病变所出现的寒证，大多由素体阳虚复感阴寒之邪，或久病阳衰阴盛所致。临床以畏寒喜暖，口干不渴，身冷肢厥，舌淡苔白，脉迟或紧为主。多兼面色苍白，踡卧少言，溲清便溏等。又有表寒、里寒、虚寒、寒实之别，可结合其他纲来分辨。

2. 热证：急症病变所出现的热证，多由外感阳热之邪，或内伤阴亏化热所致。临床以身热喜凉，口渴饮冷，舌红少苔，脉数或疾为主。多兼舌红目赤，烦躁不宁，小便短赤，大便燥结等。又有表热、里热、虚热、实热之别，也应结合其他纲来分辨。

3. 寒热错杂证：在急症病变中，若因寒热之邪相并为患，或因平素身体有热而复感外寒，或因平素有内寒而复感外热，或因脏腑寒热失调，多可导致寒热错杂之证。如寒热中阻之呕吐、泄泻，表寒里热之鼻衄、血尿等。临床应结合病变所涉及的部位，详细分辨寒热的主次，根据证见寒热错杂，给予寒热并用的原则，相应治之。

4. 寒热真假证：急症在病情危重阶段，或因正气衰极，或因邪气过盛，往往出现真热假寒，或真寒假热之复杂证情，临床须时刻注意。

（1）真热假寒证：多由于里热炽盛，阳气内郁，不能外达，或阳盛于内，拒阴于外所致。临床虽见手足逆冷，脉沉等寒象，但肢冷不欲近衣，更见烦渴饮冷，咽干口臭，溲赤便秘，舌红苔黄，脉沉而数疾有力等一派真热之象，在中暑、高热、中毒、败血症等急症中可见。

（2）真寒假热证：多由于阴寒内盛，逼阳于外而成。临床见口渴，烦躁，喜热饮,脉大兼数,身热反欲近衣被者,是内真寒外假热之格阳证。若口干面赤,下半身逆冷,尿清便溏,舌淡苔白,脉大而虚者,是下真寒,上假热之戴阳证。在暴吐、暴泻、出血等急症中可见。

真假寒热证,必须根据有关辨证要点,透过现象,认清真伪,抓住本质,采用"寒因寒用""热因热用"等治法急救之。

(四)虚实辨证

虚实,是辨别邪正盛衰的两个纲。急症除可表现为虚证和实证外,其虚实夹杂类型则更为多见,只有辨明疾病的属实属虚,才能相应地制定祛邪、扶正或攻补兼施等治疗法则。

1. 虚证:急症之虚,亦为机体正气不足所致,即所谓"精气夺则虚",但比一般虚证表现为重,临床虽因阴阳气血之虚损不同而表现复杂,但也有规律可循。阳气虚者,多见面色㿠白,精神萎靡,身疲乏力,心悸气短,形寒肢冷,舌淡苔白,脉沉迟等。阴血虚者,多见口干咽燥,五心烦热,骨蒸盗汗,烦躁少寐,舌红少苔,脉细兼数等。

2. 实证:急症之实,多由突感外邪而骤发,或因脏腑阴阳失调,痰饮、水湿、瘀血内骤而渐成,即所谓"邪气盛则实"。临床因感邪性质及邪犯部位的不同,症候表现亦复杂不一,常见的有发热,恶寒,无汗,局部胀痛拒按,烦躁不安,神昏谵语,呼吸喘促,痰涎壅盛,小便不利,大便秘结,苔厚腻,脉实有力等。

3. 虚实夹杂证:由于邪气壅盛,正气虚衰,或因实证失治,正气耗伤,或因正气不足,实邪结聚,多可引起虚实夹杂之证。如急症便秘,除见有大便不通,腹胀腹痛等实象外,又可兼四肢欠温,舌淡润,脉沉迟之虚寒症状。临床当辨别虚实之孰轻孰重,邪正之孰缓孰急,拟以先攻后补,先补后攻,或攻补兼施等法论治。

4. 虚实真假证:急症发展至危重阶段,由于邪气过盛,或正气极衰,往往出现真实假虚、真虚假实等复杂症候。病本实证,如痰食壅滞,热结胃肠,大积大聚,可致使经络阻滞,气血不能畅达,而见神情默默,身寒肢冷,脉象沉伏等,所谓"大实有羸状"之真实假虚证;病本虚证,如内脏气血大虚,运化无力出现腹满胀痛,脉虚大者,所谓"至虚有盛候"之真虚假实证。明辨真假,在急症的诊断与治疗中,可避免虚虚实实之弊。

二、急症针灸治则

(一)局部与整体

经络内连脏腑,外络肢节,它沟通人体的内外、表里、上下。内部为脏腑,外部为肢体,脏腑根据其所在的部位,各与其外部相应。如膺背与肺,胸中与心,上腹与脾,胁肋与肝,腰脊与肾。脏腑有邪,能反映于肢体,如《灵枢·邪客》所说:"肺心有邪,其气留于两肘;肝有邪,其气留于两腋(腋下、胁);脾有邪,其气留于两髀(股前);肾有邪,其气留于两腘。"

经络系统的循行,纵横贯穿,内外相应,表里相合,形成上下贯通的联络网。

1. 内外相应:这是经络联系的基本特点,说明肢体的浅部与深部,外部肢体与内部脏腑,在生理、病理以及治疗等方面是相互联系,相互影响的,内脏有病,症候可反映于外,同样,针灸体表腧穴能治疗内脏疾患。

2. 表里相合:由表及里,由里达表,说明阴经与阳经之间,脏与腑之间,在疾病的发生和治疗上,其作用互相影响。

3. 上下贯通:说明在手阴经与胸,足阴经与腹,手足阴经与头身前、侧、后的基本联系之外,手足上下之间也相互通连,构成了经络的整个联系。

针灸治疗,就是通过刺激局部的腧穴,激发经络之气给予机体以整体的影响。腧穴各有其特性,这种特性主要表现在局部与整体之间的治疗联系。

腧穴是人体脏腑经络气血输注于体表的部分,是一些具有特定作用的"点"。某些点的作用相类似,其位置或是在同一"纵位",或是在同一"横位"。从这种分布于一定范围内的相类作用,就规定出腧穴的分经和分部的关系,某些作用较多的腧穴还有其特定的称号。从腧穴的分经、分部及特定称号来理解,可以明确肢体的一定部位与另一部位之间,或与内部脏腑之间以及脏腑之间所构成的经络联系。例如,足阳明胃经行于身前,联系头面、胸腹和下肢部,每一部的腧穴各能主治该部的病症。如面部腧穴能治口眼㖞斜、齿痛、鼻衄等;胸部腧穴能治胸痛、乳肿等;腹部腧穴能治腹痛、吐泻等;下肢部腧穴能治痹证、痿证等,这是腧穴在一定肢体部位的治疗联系。这种联系还深达该部的内脏器官,如面部的耳、目、口、鼻、咽喉与内部五脏皆有其相应的联系。另外,在四肢部,特别是肘膝以下的五腧穴,与其相应的远隔部位及内脏器官都有着密切联系。如足阳明胃经的膝以下腧穴,除了能治疗所在局部病症以外,还可以治疗胸腹、胃肠,以及头面、咽喉、口鼻等部位的病症;脏腑之间又互相影响,如取足阳明胃经腧穴,对脾脏病变也有一定作用,同时,对全身也有影响;位于足阳明经上的胃、大肠、小肠的下①合穴,虽在远离躯干的小腿部位,但与脏腑也有特殊的联系。正由于经络的沟通、联系作用,将人体的五脏六腑、四肢百骸联结成为一个有机的整体,这样,针刺局部腧穴就能治疗整体的病变,从而起到调整阴阳的偏盛偏衰、扶正祛邪的作用。

在针灸取穴中,古人有"主穴"与"应穴"的提法。"主穴",指远隔病所的腧穴,"应穴",指接近病所的腧穴,这种相互呼应的作用,也可理解为源于经络的整体联系。《素问·离合真邪论》说:"气之盛衰,左右倾移,以上调下,以左调右,有余不足,补泻于荥腧。"即指全身气血营卫的流行,当患疾病时,上下、左右往往此盛彼衰,针灸治疗则通过腧穴运用补泻以调整其有余不足。《素问·阴阳应象大论》说:"故善用针者,从阴引阳,从阳引阴,以右治左,以左治右。"也是同一意义。

《灵枢·官能》说:"用针之理,必知形气之所在,左右上下,阴阳表里,血气多少,行之逆顺,出入之合,谋伐有过。知解结,知补虚泻实,上下气门,明通于四海,审其所在,寒热淋露,以输异处,审于调气,明于经隧,左右肢络,尽知其会。寒与热争,能合而调之,虚与实邻,知决而通之,左右不调,把而行之,明于逆顺,乃知可治,阴阳不奇,故知起时,审于本末,察其寒热,得邪所在,万刺不殆,知官九针,刺道毕矣。"概括说明了针灸的辨证施治必须掌握审察形气,辨证虚实,施行补泻等,并且说明人体有左右、上下、阴阳、表里的不同,气血有盛衰(多少)、逆顺、出入(浅深)的变化,疾病表现为寒热虚实并反映于一定的部位,论证了人体局部与整体的密切关系。

---

① 下:原无,据文义加。

关于针灸的治疗原则,《灵枢·官能》说:"大热在上,推而下之,从下上者,引而去之……上气不足,推而扬之;下气不足,积而从之。"《灵枢·阴阳二十五人》说:"气有余于上者,导而下之;气不足于上者,推而休之;其稽留不至者,因而迎之。"这都是关于针灸治则的论述。

针灸治疗,要善于掌握局部与整体的关系,通过取穴,导气以调整阴阳的盛衰。假如脱离了经络学说的整体观念,在治疗上就会发生如《素问·方盛衰论》所说:"知左不知右,知右不知左,知上不知下,知先不知后,故治不久。"可见表里、内外、上下、左右整体性的取穴原则,是针灸治疗所必须确立的。

（二）标与本

标与本,是一个相对名词,或用以说明病机的进退轻重,或指示治疗的轻重缓急,或用以代表致病因子(邪)和抗病能力(正)等。例如先病为本,后病为标;宿病为本,新病为标;正气为本,客邪为标;里病为本,表病为标。若就躯体的内外部位来说,则以脏腑为本,肢体为标;就上下来说,则以四肢为本,头身为标(十二经标本)。施治时,须衡量病情的缓急轻重,或先治本后治标,或先治标后治本,或标本同治。《灵枢·病本》说:"病发而有余,本而标之,先治其本,后治其标。病发而不足,标而本之,先治其标,后治其本。谨详察间甚,以意调之。间者并行,甚者独行。"就是说,病情有虚有实,病偏实者,可先治其本病,后治其标病;病偏虚者,须先治其标病,后治其本病;病势轻者,可标本同治,病势重者或独治其标,或独治其本。

1. 治本法:临床上如遇到元气极度衰弱或患严重宿疾的病人,虽然感染新病,也必须先顾及病人的元气或急治其宿疾,待病人正气渐充或宿疾渐减后,再治疗新病。在一般情况下,均须先治主病,后治他病。

2. 治标法:在病人患宿疾并不严重的情况下,又感受新邪,并且来势剧烈,则须先治新病,待新病瘥后,再治疗宿疾。痼疾并发他病者,治痼疾一时难以收效,可根据病情缓急先治其并发症。但在病势严重的情况下,又可单治本,或单治标,主要看其何者为急,即《灵枢·病本》所说的"甚者独行"的治法。

3. 兼治法：如本病与标病都不严重，在治疗上又没有什么矛盾，就可以标本同治，边调理宿疾，边治疗新病。如元气虚弱并感受病邪，可扶正祛邪同时并用。《灵枢·病本》所说的"间者并行"就是这一类的治法。

以上三类治法，在临床应用时，须衡量病情的缓急轻重，以定出先治、后治或兼治的治疗方案。总之，急病先治，缓病后治，外感先治，杂病后治，为治疗常法。另外，标本先后尤须注意邪正的消长情况。在正气极虚时，无论何病，均应以扶正为急务，如正虚亡阳的病人，就急须扶正救阳，待正复阳回后再除病邪。故治疗时不能只根据先病为本，后病为标的顺序而论，必须衡量疾病变化中的轻重缓急来决定治疗的先后程序。

再如疾病的发生，往往不局限于某一经络和某一脏腑，而是数经或数脏同病，在治疗时，既要全面兼顾，又要分别主次。一般以先病的脏腑、经络为本，后病的脏腑、经络为标；其主病是本，兼证是标。例如肾水亏损，肝阳上僭的病，见腰酸遗精，神疲气乏，头痛眩晕，心神不宁，心烦失眠等症，这是因肾而及肝，施治时应以补肾滋水和平肝潜阳为主，以安神宁心为辅。

《素问·标本病传论》从治疗方法上阐述"病有标本，刺有逆从"的关系。如"凡刺之方，必别阴阳，前后相应，逆从得施，标本相移，故曰有其在标而求之于标，有其在本而求之于本；有其在本而求之于标，有其在标而求之于本。故治有取标而得者，有取本而得者，有逆取而得者，有从取而得者，故知逆与从，正行无问，知标本者，万举万当，不知标本，是谓妄行。"这是根据气血升降标本相移的理论，说明分析标本要随时注意病情变化而灵活掌握，不可有所拘泥。

（三）补与泻

针灸的补泻是以疾病的虚实为前提，虚则当补其正气，实则当泻其病邪。补泻的方法是以经络与气血营卫的运行特点为依据的。

1. 方向的逆顺：手三阴、足三阳和督脉下行，手三阳、足三阴和任脉上行。顺经而针则为补，逆经而针则为泻。

2. 部位的深浅：卫气"先行皮肤，先充络脉"，属阳为浅；营气"独行于经隧"，属阴为深。针灸补法为引阳入阴，泻法则为引阴出阳。

3. 功能的盛衰：气血营卫的循行与呼吸相关，与天时相应，有时气盛，有时气衰，针灸当其方盛时泻，当其已衰时补。

以上是针灸补泻的生理基础，临床应用时须密切结合病情、病所，并通过取穴的配伍，全面体现补泻的作用。所以，对于补泻的理解和运用，不能是孤立的、绝对的。由于机体的变化是错综复杂的，因而补泻之间的关系也是复杂的。补与泻是扶正与祛邪的关系，扶正是为了祛邪，而祛邪是为了扶正。这样，从施术的过程而论，既有纯补、纯泻，也有先泻后补和先补后泻；从配穴的内容而论，有全补、全泻，也有补多泻少和补少泻多；按部位来分，有上补下泻，上泻下补，左补右泻，左泻右补等法。例如，对上盛下虚的疾病，可用上泻下补的方法；对半身不遂的疾病，可用先补健侧，后泻病侧的方法。当然，补泻的内容还包括各种针具和灸法的不同运用等。

补泻法的实施，包括针灸的方法和取穴的配伍，在其配合运用中，能起到汗、吐、下、和、温、清、补、消的作用。

1. 汗法：《素问·阴阳应象大论》说："其有邪者，渍形以为汗；其在皮者，汗而发之。"《素问·生气通天论》说："体若燔炭，汗出而散；……"即说明热证、表证可用汗法。如《医学入门》说："汗，针合谷入二分，行九九数，搓数十次……得汗行泻法，汗止身温出汗，如汗不止，针阴市，补合谷。"临床上选用祛风解热的腧穴，如外关、风门、大椎、曲池、合谷等，行烧山火和阳中稳阴等法，可以发汗而调营卫。

2. 吐法：《素问·阴阳应象大论》说："其高者，因而越之。"即是痰饮宿食停留胸膈者，可用吐法。《医学入门》说："吐，针内关入三分，先补六次，泻三次，行子午捣臼法三次，提气上行一次，又摧战一次，病人多几次即吐……如吐不止，补足三里。"临床上还可选用天突、中脘等穴，行泻法催吐。

3. 下法：《素问·阴陌应象大论》说："中满者，泻之于内。"即指腹中胀满者，可用通下法。《医学入门》说："下，针三阴交三分，以针盘旋，右转六阴数毕，用口鼻闭气，吞鼓腹中，将泻插一下，其人即泻……如泻不止，针合谷，开九阳数。"临床上对胃肠实大便秘结等症，可取天枢、气海、大肠俞、支沟、足三里等穴，用透天凉等法，能起到行气通腑的作用。

4. 和法：《灵枢·终始》说："和气之方，必通阴阳。"《素问·至真要大论》

说："察阴阳所在而调之，以平为期。"又说："逆之从之，逆而从之，从而逆之，疏气令调，则其道也。"调和阴阳，原是针灸治疗的基本大法，从广义而论，汗、吐、下等法，均为调和阴阳而设，若仅从和法来说，则是适用于病在半表半里的调气疏郁的方法，可行导气等针灸手法以调气血的逆乱现象。如足三里调胃，太冲疏肝，内关疏郁等，可辨证配伍应用。

5. 温法：《素问·至真要大论》说："寒者热之……清者温之。"《灵枢·经脉》说："寒则留之，陷下则灸之。"都属于温法的运用。临床上对脾胃虚寒、肢冷、泄泻、寒湿、痛痹等，均可采用温法，配合温阳益气的腧穴如中脘、神阙、气海、三里、命门、阳关等穴，用烧山火手法，或用温针及灸法，能起到温中祛寒的作用。

6. 清法：《素问·至真要大论》所说"温者清之"，《灵枢·经脉》所说"热则疾之"，《灵枢·九针十二原》所说"宛陈则除之"，都属清热法。临床上对身热、烦躁等症可用清法，选用腧穴如行间、内庭、曲池、委中、尺泽、百会、大椎、风池、十二井穴等，用透天凉及点刺泻血法，以泻其邪热。

7. 补法：《灵枢·经脉》说："虚则补之。"对正气虚弱的病症，宜用补法。根据脏腑所主，可选用其背俞、募穴及其他穴位等，如大椎、身柱、命门、肾俞、关元、气海、中脘、足三里等穴，用补法及灸法，能振奋元阳，起到补益气血的作用。

8. 消法：《素问·至真要大论》说："坚者消之……结者散之。"《素问·阴阳应象大论》说："其实者，散而泻之。"是指对于气结、血瘀等实证须用消散法。临床上如治目疾取太阳、风池等穴；臌胀取章门、中脘、水分等穴；风痰取天突、丰隆等穴，用留气等手法，能起到消痰散瘀的作用。

在急症针灸中八法的运用，是结合针灸手法的补泻特点和腧穴主治性能，在各种疾病的治疗中根据辨证施治灵活掌握或有化裁，不是机械地搬用。针灸刺激是引起机体的反应而起作用。由于每个人的体质有所不同，疾病的性质亦不一致，因此，对针灸治疗急症的处方配伍，在施行补泻手法时，须根据病人的具体情况做出适当的增减。

内儿科急症

一、晕　厥①

晕厥,是由于大脑一时性广泛性供血不足,所造成的突然发生的,短暂的意识丧失。常因体质虚弱、情绪激动、惊恐、突然起立而诱发。

祖国医学认为,晕厥发生的原因,是由于经气一时紊乱,经脉气血不能上达于脑,清窍不荣,脑络失养所致。

【临床表现】　突然昏倒,不省人事,面色苍白,四肢厥冷或出汗,脉搏迟缓,血压下降,短时间内可逐渐苏醒。

【治疗方法】

针灸疗法:

主穴:人中、百会、内关、足三里。

配穴:通里、素髎、膻中、气海。

操作:先短暂强刺激人中,由下向上横刺0.5~1寸,补法;继刺百会,针尖向后横刺0.8~1.2寸,补法;内关,直刺1~1.2寸,平补平泻;足三里,直刺1.2~1.5寸,补法。血压回升慢者,再针通里,直刺0.5~1寸,补法;素髎,针尖从鼻尖端斜向上刺入0.5~1寸,补法。胸闷、气短者,针后加灸膻中,针尖向上或向左右横刺0.5~1.5寸,补法;气海,向下斜刺2~3寸,补法。

方义:人中系督脉要穴,督脉为诸阳之会,有醒神复苏之功;百会为诸阳之会,有升阳固脱之效;内关为心包经之络穴,八脉交会穴之一,通阴维脉,有强心升压作用;足三里乃胃经之合穴,可助厥苏回气。

【病例】　任某,女,50岁,农民。1975年8月10日初诊。

素有失眠症。因家务纠纷,心情不畅,突然昏倒,不省人事,面色苍白,四肢发凉,脉沉迟而缓,证属晕厥。针刺人中、百会、内关、足三里片刻即苏醒,但血压

① 一、晕厥:原无此级标题,今加,下同。

回升较慢,针刺通里、素髎后好转。稍活动后感胸闷、气短、头晕,针加灸膻中、气海后缓解。午后轻微心烦、头晕,取耳穴心、神门、皮质下,短暂强刺激2次而愈。

【注意事项】

1. 使患者平卧,头部稍低,同时松解衣扣,保持温暖。

2. 询问病前身体情况及发病的诱因,进行全面检查。

3. 晕厥要与昏迷、休克、低血糖及心、脑血管病和癔病等相鉴别,并针对病因治疗。

4. 针灸对于功能性晕厥有一定的效果,但由其他疾病引起的晕厥,当查明原因,同时配合中西医药物疗法积极抢救。

二、惊　厥

惊厥,是指中枢神经系统功能暂时紊乱而出现的突然的、暂时性的意识丧失,并伴有局部或全身肌肉痉挛的症状而言。可分为发热惊厥和无热惊厥两类。

发热惊厥:多由高热、脑膜炎、中毒性菌痢、中毒性肺炎或破伤风等引起。

无热惊厥:多由大脑发育不全、脑萎缩、脑瘤、婴儿抽搐、脑血管意外、癔病、癫痫等所致。

祖国医学将本病列入"痉病""惊风"与"外感热病""破伤风"等范畴,认为本病是因病邪侵犯人体后,使十二经气厥逆,或高热伤阴,引动肝风,痰火壅盛,清窍被蒙所致。

【临床表现】　突然发病,短时间的意识丧失,烦躁不安,手足抽动,牙关紧闭,口吐白沫,有时大小便失禁。发作严重时可引起呼吸、循环系统功能障碍,如呼吸浅促,口唇发绀,并可窒息致死。如属感染引起的高热惊厥,发作仅1~2次,抽搐时间短,热退则惊止。如惊止而仍昏迷,或伴有剧烈头痛、呕吐等脑膜刺激征,要考虑中枢神经系统感染。

【治疗方法】

1. 针刺疗法:

(1) 发热惊厥:

主穴:十宣、大椎、曲池、合谷。

配穴：劳宫、大陵、涌泉。

操作：十宣、大椎，以三棱针点刺放血各7滴；曲池，直刺0.8～1.2寸，泻法；合谷，直刺0.5～1寸，泻法；劳宫，直刺0.5～0.8寸，泻法；大陵，向上斜刺0.5～0.8寸，泻法；涌泉，直刺0.8～1寸，泻法。

方义：取十宣点刺放血以启闭泻热；大椎乃督脉之诸阳之会，曲池、合谷属于手阳明经，此经为多气多血之经，刺之以清泄阳明之邪热；劳宫为手厥阴经之荥穴，"荥主身热"，祛心经之邪热；大陵为手厥阴经之输穴，有除烦安神之功；涌泉为足少阴经之井穴，刺之以苏厥。

（2）无热惊厥：

主穴：人中、筋缩、后溪、阳陵泉。

配穴：安眠、太冲。

操作：人中，向上横刺0.5～1寸，泻法；筋缩，微斜向上刺入0.5～1寸，泻法；后溪，从外侧沿掌骨前向内直刺0.5～1寸，补法；阳陵泉，向胫骨后缘斜下刺入1～3寸，泻法；安眠，直刺1～1.5寸，补法；太冲，斜刺1～1.5寸，泻法。

方义：针刺人中醒神开窍；筋缩、阳陵泉舒缓筋急；后溪为手太阳经之输穴，八脉交会穴之一，通督脉，舒筋脉；安眠有镇惊安神之功；泻太冲以平肝经上逆之气。

2. 耳针疗法：

主穴：心、神门、皮质下。

配穴：肺、肝、交感。

操作：常规消毒后，先短暂强刺激主穴，效果不明显者再取配穴。

可配服紫雪丹，安宫牛黄丸。

【病例】 王某，12岁，男，学生，1971年8月15日初诊。

患者素体虚弱，经常感冒，午后游泳，回家即发高热，体温达39℃，头痛项强，服扑热息痛片效果不明显，至下午5点神志模糊，阵阵烦躁不安，阵发性抽搐，舌质红绛，苔黄腻，脉濡数。证属热甚发痉，气营热炽。针刺十宣、大椎以三棱针点刺放血，配服紫雪丹，晚8点体温下降至38.2℃。次日晨起体温恢复正常，饮流汁藕粉1碗。午后1点体温又上升至38.5℃，上方再加曲池、合谷，用泻法，并配服安宫牛黄丸；体温渐退，于傍晚降至正常，连针3日症状基本消失。

【注意事项】

1. 针灸、耳针仅是一般对症治疗,临证当查明原因,采取针对病因的治疗措施,必要时应与退热剂、强心剂、镇静剂等配合应用。

2. 防止窒息和损伤,让病人平卧,解开衣扣,保持呼吸道通畅。

三、中　暑

人体在高温作用下,发生体温调节障碍、水与电解质紊乱、心血管与中枢神经系统功能失调者,称为中暑。表现为大量出汗、头昏、口渴、烦躁,甚至突然昏倒等证。

祖国医学文献中称中暑为"中暍"。夏季酷暑炎热,体质虚弱之人,因剧烈运动,或烈日下作业,汗出过多,经气耗损,以致暑热内迫,气火壅遏,甚则阴阳之气乖乱,清窍闭塞而成暑厥。

【临床表现】

1. 轻度中暑:头痛烦躁,壮热多汗,肌肤灼热,口干舌燥,大渴引饮,唇干齿燥,脉洪数无力。

2. 重度中暑:突然昏倒,不省人事,面色苍白,汗多肢冷,甚则神志不清,四肢抽搐,脉伏。

【治疗方法】

1. 轻度中暑:

(1)针刺疗法:

主穴:大椎、大陵、委中。

配穴:足三里、内关、中脘、公孙。

操作:大椎、委中,以三棱针点刺放血;大陵,直刺0.3~0.5寸,泻法;足三里,直刺1~1.5寸,泻法;内关,直刺0.8~1寸,泻法;中脘,直刺0.8~1.2寸,泻法;公孙,直刺1.5~2寸,泻法。

方义:大椎为督脉诸阳之会,以泄诸热;大陵清泻心火,配委中疏泄暑邪,清血中之热。足三里是胃经之合穴,公孙是脾经之络穴,主客相配,以调节脾胃之气机;中脘为胃之募穴,内关通于阴维,阴维之脉行于腹里,分布于胃、心、胸之间,取此二穴,有和胃止呕作用。

（2）耳针疗法:

主穴:神门、皮质下、心。

配穴:肾上腺、枕、耳尖。

操作:常规消毒后,用镊子夹住针身埋藏在所选耳穴处,然后用胶布固定。

2. 重度中暑:

（1）针灸疗法:

主穴:十宣、人中、百会、委中。

配穴:劳宫、涌泉、阳陵泉、承山、金津、玉液、气海、神阙。

操作:十宣、委中、金津、玉液,皆以三棱针点刺出血;人中,横刺0.5~1寸,泻法;百会,向后横刺0.8~1.2寸,泻法;劳宫,直刺0.3~0.5寸,泻法;涌泉,直刺0.8~1.2寸,泻法;阳陵泉,向胫骨后缘斜下刺入1~3寸,泻法;承山,直刺1~2.5寸,泻法;气海、神阙二穴灸之。

方义:十宣、委中、金津、玉液点刺放血,清泄暑热之毒;针刺百会、人中能宣窍开闭;配劳宫以清心,涌泉以苏厥,阳陵泉、承山以舒缓筋脉;灸气海、神阙以培元固本,回阳固脱。

（2）耳针疗法:

主穴:心、皮质下、神门。

配穴:脑、枕、肾。

操作:常规消毒后,以针强刺激,捻转5分钟,或皮内针埋藏于所选耳穴处,以胶布固定。

【病例】 张某,男,33岁,农民。1970年7月22日就诊。

患者素体虚弱,在场中选种晒棉花时,突然感觉头痛、头昏、恶心、欲吐非吐、汗出、精神不振,脉洪数无力。证属中暑。针刺百会,泻法;大椎,点刺放血;大陵、足三里、中脘,针刺泻法。针后头痛头昏减轻,病人怕针,故取耳穴皮质下、神门皮内针埋藏,兼服仁丹1次,次日即愈。

【注意事项】

1. 应严密观察患者的症状、血压、脉搏、体温、呼吸、有汗或无汗及排尿情况,针对病情的不同变化,采取相应的治疗措施。

2. 本病发作甚急,应及时处理,针灸对轻度中暑有较好的治疗效果,但对危重病人则应采取中西医结合积极抢救,以防延误病情。

四、溺 水

溺水,是指大量水液被吸入呼吸道与肺内,引起窒息、缺氧,导致代谢中毒所致的病症,如不及时抢救,可致死亡。

【临床表现】 由于胃内充满积水而上腹胀大,肢体冰凉,不省人事,面部青紫肿胀,球结合膜充血,鼻和口腔、气管充满泡沫,严重者呼吸和心跳停止,瞳孔散大。

【治疗方法】

1. 倒水法:将病人伏于圆桶上,或伏于牛背上,赶牛小跑,并轻压溺水者的背部,使支气管、肺和胃内的水液从口鼻迅速排出。

2. 针灸疗法:

主穴:素髎、内关、会阴、涌泉。

配穴:太渊、后溪、足三里、神阙。

操作:素髎,针尖从鼻尖端斜上刺入 0.5~1 寸,泻法;内关,直刺 1~1.2 寸,泻法;会阴,直刺 0.8~1.2 寸,强刺激;后溪,从外侧沿掌骨前向内刺入 0.5~1 寸,泻法;足三里①,稍偏向胫骨方向刺入 1~2 寸,泻法。留针 15~30 分钟,每隔 5 分钟捻转 2~3 分钟。起针后艾灸足三里,以局部红润为度;艾炷灸神阙 50 壮。如神志昏迷者,涌泉,直刺 0.8~1.2 寸,短暂性强刺激;脉搏不规整者,太渊,直刺 0.3~0.5 寸,补法,留针 5~8 分钟。

方义:素髎为督脉之穴,其脉上循入脑,能清神志;内关为手厥阴经之络穴,其脉上系心包,能开窍启闭;会阴为任督冲三脉之会,有交通阴阳,宣窍启闭之功;涌泉为足少阴经之井穴,刺之以苏厥;太渊为肺之原穴,又是脉会,能宣肺通脉;后溪为手太阳经之输穴,又是督脉之交会穴,配内关以清心;足三里

---

① 足三里:此穴刺法角度偏向胫骨,是为了加强针感。

调和胃气。灸神阙固本扶元,回阳固聪。

【病例】 张某,女,28 岁,农民。1969 年 2 月 10 日就诊。

患有精神病,跳入湾中,轻度溺水,采用倒水法,针刺内关、足三里、水分,腹胀大减,阵阵胡言乱语,烦躁不宁,服安定 5 mg,渐渐入睡。

【注意事项】

1. 救起溺水者后,首先清除口腔污物,将舌拉出口外,保持呼吸道通畅,并进行人工呼吸。若心跳已停,应立即进行胸外心脏按摩,要坚持 3~4 小时,不要轻易放弃抢救。

2. 用冰袋、冰帽或冷水毛巾敷患者头部,降低头部温度,以减少脑组织对氧的需要。

3. 应根据条件选用气管内插管、正压给氧,同时亦可试用心电起搏器,以及肌注呼吸兴奋剂、升压药等。

4. 呼吸心跳恢复、缺氧现象基本改善后,还须严密注意体内酸、碱及电解质的平衡情况。

五、电 击 伤

人体接触电流或遭雷击时所造成的损伤称电击伤。

【临床表现】 少量交流电通过人体时,仅产生麻木感觉;电流在 0.08~0.1 安培以上,便可发生触电休克。严重的电击休克,可引起昏迷,呼吸停止,皮肤青紫、变冷,血压骤降,但心脏仍维持搏动。皮肤的灼伤程度因电流接触处的面积与阻力不同而有异,电流引起的灼伤,可在表皮或毛发部位形成小窝,以皮肤柔毛不受损伤为其特点。

【治疗方法】

1. 断绝电源:立即使触电者脱离电源。

2. 针灸疗法:

主穴:人中、合谷、素髎、涌泉。

配穴:内关、百会、足三里、气海。

操作:先刺人中,微向上斜刺 0.5~0.8 寸,泻法;合谷,直刺 0.5~1 寸,泻法,留针 30 分钟。仍不醒者,涌泉,直刺 0.8~1 寸,泻法。血压回升慢者,素髎,针尖从鼻尖端斜向上刺 0.5~1 寸,短暂性强刺激,泻法。血压仍不稳定者,百会,针尖向后横刺 0.8~1.2 寸,补法;内关,直刺 1~1.2 寸,补法;足三里,稍偏向胫骨方向直刺 1~2 寸,补法,针后加灸;灸气海。

方义:针刺人中醒脑开窍,配以合谷行气通窍;涌泉以苏厥;素髎、百会、内关、气海、足三里扶正固本,回阳固脱,具有稳定血压之功。

3. 耳针疗法:

主穴:心、皮质下。

配穴:神门、肝、脑点。

操作:常规消毒后,先刺主穴,持续运针,短暂强刺激。如效果不明显,可酌加配穴。

4. 心脏按摩:触电后心脏跳动停止者,脱离电源后,立即进行心脏按摩。呼吸停止者,可进行人工呼吸。条件许可时,可采用气管内插管,人工呼吸器,给予氧气或含有二氧化碳的混合气吸入。

5. 药物支持疗法:必要时配用高渗葡萄糖、甘露醇静脉注射液等,以解除脑水肿。复苏后,有时会出现代谢性酸中毒,可用 5% 碳酸氢钠直接静脉推入或静脉点滴,可先给 100~200 毫升,以后可根据二氧化碳结合力或病情再酌情给予。

【病例】 张某,男,47 岁,电工。1972 年 3 月 17 日就诊。

患者因工作不慎触电,当时轻度休克,采用针刺人中、合谷、素髎、涌泉、内关,症状逐渐好转,后用耳穴埋藏,到晚上基本恢复正常。

【注意事项】

1. 触电后应立即就地抢救。必须送往医院者,途中要继续进行人工呼吸及心脏按摩。

2. 静卧休息,注意护理。复苏后,进一步进行全面查体,处理电击伤处。醒后要注意还有突然狂奔等精神症状发生。

六、煤 气 中 毒

煤气中毒,亦称一氧化碳中毒。一氧化碳是无色、无臭、无味的气体。常见中毒多由冬季以煤球炉、炭盆取暖，或烟囱堵塞、倒烟，而门窗紧闭，室内空气不流通而引起。在生产中，锻冶、铸造、热处理车间，生产用的可燃气体（煤气、水煤气），煤矿矿井及汽车、飞机、拖拉机等排出的废气均含一氧化碳，在某种情况下，可引起中毒。一氧化碳进入血液后，与血红蛋白结合成碳氧血红蛋白，使血红蛋白失去携氧作用，引起组织缺氧。

【临床表现】 轻度煤气中毒表现为头晕，头痛，胸闷，气短，恶心，呕吐，发冷，感觉迟钝，站立不稳，心率增快。严重中毒者出现昏迷，二便失禁，抽搐，血压下降，瞳孔散大，呼吸不规则。皮肤黏膜无紫绀，而呈樱桃红色为本病之特征。短期内接触高浓度一氧化碳可迅速出现呼吸停止而死亡。

【治疗方法】

1. 针刺疗法：

主穴：头维、百会、风池、合谷。

配穴：足三里、内关。

操作：头维，针尖向后横刺 0.5~1 寸，泻法；百会，向前横刺 0.8~1.2 寸，泻法；风池，斜向上刺入 0.8~1 寸（针尖方向需左风池对右眼球，右风池对左眼球），泻法；合谷，直刺 1~1.5 寸，泻法；足三里，稍偏向胫骨方向刺入 1~2 寸，泻法；内关，直刺 0.5~1.5 寸，泻法。留针 15~30 分钟，每 3~5 分钟运针 1 次。

方义：头维是足阳明、少阳之会，百会乃手足三阳与督脉之会，风池为阳维、足少阳之会，三穴配合，具有升阳、清窍、降浊之效；足三里、合谷属于多气多血之阳明经，内关是手厥阴之络穴、八脉交会穴之一，三穴能宽中理气，强心安神。

【病例】 李某，35 岁，男，乡村医生。1984 年 11 月 24 日就诊。

1984 年 11 月 23 日，探望舅父，住在一间通风不好的屋里，取暖炉密封不固，半夜感头痛、胸闷、欲吐而未吐出。起床后，在院内散步稍有好转，仍感头胀痛，胸脘不适，脉弦而虚大，苔薄质淡，精神不振。诊为"轻度煤气中毒"，按上方针治 2 次即愈。

【注意事项】

1. 宣传预防煤气中毒的知识，经常检查取暖炉有无损坏透气，以及烟囱有无堵塞。

2. 已煤气中毒者,应迅速打开门窗,使空气流通,并立即到室外,解开衣扣,呼吸新鲜空气。

七、流 行 性 感 冒

流行性感冒(简称流感),是流感病毒引起的急性呼吸道传染病。临床表现与感冒大致相似,但发病急,症状复杂,有较强的传染性。

祖国医学将流感归属于外感病的范畴。认为本病主要是因为气候突变,风邪外侵,肺失宣降而致。如流行广泛、症状严重者,则称为"时行疠气"。

【临床表现】 高热,畏寒,全身酸痛,头痛,乏力等。流行期尚可见以咳嗽、咳痰、胸痛症状为主,或以恶心、呕吐、腹泻为主的症状。

【治疗方法】

1. 针刺疗法:

主穴:大椎、风池、合谷。

配穴:迎香、印堂、太阳、天突、丰隆、风门、肺俞、少商、足三里。

操作:大椎、少商,以三棱针点刺放血;风池,针尖微下向鼻尖斜刺 0.8~1.2 寸,泻法,酸胀感向头颞部放散;合谷,直刺 0.5~1 寸,泻法,局部酸胀。针后如鼻仍不通气,加迎香,横刺,针尖透向鼻通,0.5~0.8 寸,平补平泻,局部酸胀,有时扩散至鼻部。头痛不止加印堂,由上向下横刺 0.5~1 寸,平补平泻,局部酸胀;太阳,直刺 0.5~1 寸,平补平泻,局部酸胀。咳嗽、咳痰不畅可针天突,先直刺 0.2 寸,再将针尖转向下方,沿胸骨柄后缘、气管前缘刺入 1~1.5 寸,泻法,局部酸胀;丰隆,稍向内斜刺 1.5~3 寸,泻法,酸胀感向上放散至大腿根部,向下至外踝。项背酸甚针风门、肺俞,均微斜向脊柱刺入 0.5~1 寸,泻法,局部酸胀,有时向肋间扩散。呕吐、腹泻加针足三里,稍偏向胫骨方向刺入 1~2 寸,泻法,有麻电感向足背放射。

方义:大椎为督脉诸阳之会,点刺放血以清郁热;风池为足少阳、阳维之会,阳维主在表之阳,具有解表通鼻窍、止头痛的作用;合谷属手阳明多气多血之经,解表以泄邪热;迎香通鼻窍;印堂、太阳止头痛;天突利肺气,配丰隆以化痰;足三里和胃扶正,以增强机体抵抗力。

2. 耳穴压王不留行疗法：

主穴：肺、皮质下。

配穴：气管、咽喉。

操作：先压肺、皮质下，如咳嗽吐痰加压气管，咽痛加压咽喉。

3. 贯众汤：贯众 24 克，金银花 30 克，黄芩 15 克，葛根 24 克，甘草 9 克。每剂煎 2 次，合并 2 次药液，分 2 次服，每 6 小时服 1 次（昼夜不停）。

头痛甚者加菊花 15 克，咽痛加山豆根 15 克。

【病例】

1. 王某，男，33 岁，工人。1979 年 4 月 25 日初诊。

患者头痛，发热，流涕，口干咽痛，乏力，大便干，舌质红苔少，脉浮数。诊断为流感。以大椎点刺放血，风池、合谷平补平泻，留针 20 分钟，每 3 分钟运针 1 次。针第 1 次后头痛减轻，热稍退。第 2 次加少商点刺放血，口干咽痛大减。配服桑菊感冒片 6 片，日 3 次。共针 3 次，症状消失。

2. 安某，男，48 岁，农民。1974 年 5 月 5 日初诊。

高热 40℃，头剧痛，咽喉疼痛，咳嗽，干哕，精神不振，烦躁，唇燥，舌红苔黄，脉浮滑大。证属风热感冒。大椎点刺放血，针风池、合谷、印堂、太阳、曲池、足三里。配以中药贯众汤 3 剂，针灸 3 次而愈。

【注意事项】

1. 注意上呼吸道感染与流感的区别。

2. 病情严重者可采取中西医结合疗法对症治疗，应注意隔离，戴口罩，不要随地吐痰。

3. 在流行期间，每日灸足三里、曲池、大椎 1 次，有预防作用。

八、流行性腮腺炎

流行性腮腺炎俗称"痄腮""蛤蟆瘟"，是由病毒引起的一种急性传染病。冬春两季发病较多，多发于幼儿及学龄前儿童，但成年人也可感染。

祖国医学认为，本病由时行温毒之气，或风热之邪侵袭少阳、阳明两经，更挟痰火积热，壅滞颊腮而成。若由少阳经延及厥阴经，则可累及睾丸、卵巢。

【临床表现】 腮肿,发热,食欲不振,持续2天后,发现耳下肿痛,常见一侧先肿大,然后波及对侧,局部酸胀疼痛,张口受限,咀嚼食物时酸痛较重,持续四五天后,逐渐消退。

【治疗方法】

1. 针刺疗法:

主穴:翳风、颊车、合谷。

配穴:曲池、少商、商阳、血海、三阴交、曲泉、行间。

操作:翳风,医者左拇指将耳垂上翻,向对侧眼球方向直刺0.5~1.2寸,泻法,感面部酸胀,有时向咽部扩散,咽部有发紧发热感;颊车,直刺0.5寸,局部酸胀;合谷,直刺0.5~1.2寸,泻法,局部酸胀感传至食指端为佳;曲池,拱手取,直刺0.8~1.2寸,泻法,局部酸胀,有时向肩臂放散;少商、商阳,点刺放血;血海,直刺1~1.5寸,泻法,局部酸胀;三阴交,直刺1~1.5寸,泻法,酸胀感向足内侧放散为佳;曲泉,令患者腿屈曲,直刺1~1.5寸,泻法,局部酸胀;行间,斜向上刺0.5~1寸,泻法,局部酸胀。

方义:翳风、颊车可疏通局部壅滞之气血;加合谷手阳明经之原穴,经脉所过,治腮病有行气活血之功,发热加曲池,以清泄阳明之邪热;肿痛甚者加少商、商阳出血,清泄邪热。并发睾丸炎者,刺血海以清血分之热,佐曲泉、行间以疏泄厥阴之经气;三阴交是足三阴之会穴,既能佐血海清血热,又可疏调厥阴之气。

2. 灯火灸法:

取穴:角孙。

操作:用灯心两根蘸植物油,点燃后,用快速动作烧灼皮肤,一点一起,如雀啄食样,当听到一响声即可。如灸后腮肿还未全消退的,次日可重复1次。

3. 耳针疗法:

主穴:腮腺、颊。

配穴:皮质下、压痛点、内分泌。

操作:针刺采用强刺激手法,留针20分钟,间歇运针。如腮肿痛甚者,加皮质下、压痛点。睾丸肿加内分泌,均用强刺激手法。

4. 皮肤针疗法:

主穴:颊车、天容、翳风、合谷、内庭。

配穴：二间、三间。

操作：常规消毒后，局部腧穴叩打至红润，涂以食醋；远端腧穴轻度叩打3~5下，每日1~2次。睾丸肿大者，配以二间、三间。

5. 中药疗法：金银花30克，贯众24克，黄芩9克，板蓝根、滑石各30克，柴胡24克，胡黄连、甘草各9克。水煎服。

咽痛加桔梗、山豆根各9克。

6. 外敷疗法：大青叶、生大黄各60克，共研细末，食醋调糊，涂于腮肿处，三日更换1次。

【病例】

1. 贾某，男，12岁，学生。1980年4月23日初诊。

患者左侧腮痛红肿，第2天右腮亦肿起，饮食痛甚，发热38℃，午后升至39.8℃，头痛，曾注射抗生素、内服土霉素效果不明显，给予针刺翳风、颊车、合谷，腮痛减轻；少商、商阳点刺放血，逐渐热退、肿消、咀嚼食物痛减；次日因患儿怕针，改为皮肤针叩①打，兼涂以消肿膏渐愈。

2. 尚某，男，17岁，学生。1981年2月15日初诊。

患者两腮红肿，高烧39.8℃，头痛，精神不振，昏昏欲睡，烦躁，呻吟不安，舌质红，苔黄腻，脉浮滑。此为痰火炽盛，壅滞颊腮，形成腮肿，诊为腮腺炎。病势较重，当以针药合治，针翳风、颊车、合谷，少商、商阳点刺放血，配用中药前方，3剂热退、肿消。

【注意事项】

1. 注意隔离，自发病日起隔离3周，有并发症者可对症治疗。

2. 针刺治疗腮腺炎有一定疗效，对于重症患者可采用中西医结合治疗，以防延误病情。

九、急性细菌性痢疾

急性细菌性痢疾是常见的肠道传染病，由痢疾杆菌所引起，多发于夏秋季

---

① 叩：原为"扣"，据文义改。

节,临床以腹痛,里急后重,下痢赤白脓血为主证。

祖国医学认为,本病多由外感湿热疫毒之气,内伤饮食生冷,损伤大肠与脾胃所形成。湿热疫毒之气壅塞肠中,大肠传导功能失职,湿热相搏,气血凝滞,脉络损伤,郁久化腐,变为脓血。

【临床表现】 发病多急骤,畏寒,发热,食欲不振,或有恶心、呕吐等;继之出现腹痛,下痢赤白脓血,里急后重,兼见肛门灼热,小便短赤等。重者出现壮热神昏,口渴,头痛,烦躁,昏迷惊厥等危重症状。苔多黄腻,脉滑数。

【治疗方法】

1. 针刺疗法:

主穴:上巨虚、天枢、关元。

配穴:曲池、内关、合谷、中膂俞。

操作:上巨虚,稍偏向胫骨方向直刺 1~2 寸,泻法,有麻胀感向足背放散;天枢,直刺 1~1.5 寸,泻法,局部酸胀感并向同侧腹部扩散;关元,向下斜刺 1.5~2 寸,平补平泻,局部酸胀,有时可放散至外生殖器;曲池,直刺 1~1.5 寸,泻法,局部酸胀并向肩臂扩散;内关,直刺 0.5~1.5 寸,平补平泻,局部酸胀,麻电感可扩散至指端;合谷,直刺 1~1.2 寸,补法,局部酸胀;中膂俞,直刺 1~1.5 寸,泻法,局部酸胀并向肛门扩散。急性期每日 1~3 次,病情好转后可每日 1 次,至症状消失。

方义:上巨虚为大肠之下合穴,天枢为大肠之募穴,关元为小肠之募穴,三穴相配,通利肠腑湿热,使气调湿化而滞行。恶心者,加内关以和胃。发热者,加曲池以疏泄邪热。补合谷、泻中膂俞,具有解除里急后重之功。

2. 耳针疗法:

主穴:大肠、小肠、神门、交感。

配穴:恶心呕吐者加胃,里急后重者加直肠。

操作:中强刺激,留针 20~30 分钟。

【病例】 刘某,男,48 岁,农民。1980 年 9 月 21 日初诊。

患者腹痛、腹泻水样稀便,大便一上午 10 次,下午腹痛较甚,混有赤白黏冻,里急后重,头痛,精神不振。大便检查:白细胞(+++),红细胞(++),脓细胞(++)。体温 39.2℃,舌质紫暗,苔黄,脉滑数。诊断为急性菌痢。针刺上巨虚、天枢、关元，捻转提插泻法，因发热配曲池。第2天发热减轻，大便次数减少，但仍有恶心，配内关；里急后重，补合谷泻中膂俞，并配以耳针，大便日解3次，无脓血，共针6次，大便培养阴性，症状逐渐消失。

【注意事项】

1. 以上疗法对菌痢均有效，但以针刺最佳。对中毒性菌痢，应采取综合治疗。

2. 治疗期间，应注意饮食卫生，禁食生冷辛辣油腻之品。

3. 实行床边隔离，处理好排泄物，以防交叉感染。

十、脑血管意外

脑血管意外，又称中风，是脑溢血、脑血栓形成、脑栓塞、蛛网膜下腔出血及脑血管痉挛等病的总称。致病因素各有不同。脑溢血，多为高血压、动脉硬化所引起。脑血栓形成，是血管腔狭窄及血液成分的改变和血流缓慢等所致。脑栓塞，是因血液中的栓子流入脑血管而引起阻塞。蛛网膜下腔出血可由动静脉畸形、先天性动脉瘤破裂，以及高血压、动脉硬化、血液病等所致。脑血管痉挛是由于脑的小动脉挛缩，使脑组织缺血及水肿所致。

祖国医学将上述各病症，统称为中风。其发生多由肝阳偏亢，气血上逆所致。以突然昏仆，不省人事，或口眼㖞斜，半身不遂，语言不利为主证。

【临床表现】

1. 脑溢血，起病急骤，可出现昏迷，偏瘫，瞳孔双侧不对称或单侧缩小，流涎，痰鸣不语，二便失禁等。

2. 脑血栓形成：起病较缓，多在睡醒后发现肢体偏瘫，神志清醒，可有失语、口眼㖞斜、肌肤麻木不仁等。

3. 脑栓塞：多发生于青壮年人。可有心脏病史，或因长骨骨折等其他因素形成栓子，脱落并阻塞于脑血管所致。发病急骤，神志清醒或昏迷，可有口眼㖞斜、半身不遂等。

4. 蛛网膜下腔出血：常发生于青中年人及有颅内血管病或动脉硬化史的患者，起病急，剧烈头痛，呕吐，继之昏迷，少数有偏瘫，脑膜刺激征明显。

5. 脑血管痉挛：起病急，有头昏、恶心等先兆症状，血压明显增高，立刻出现偏瘫、失语，或昏迷、抽搐等症状。病程较短，往往 1~2 小时内自愈，一般不超过数日。无后遗症，但容易反复发作。

根据病因、病机不同，祖国医学将本病分为闭证和脱证两大证型。

闭证：证见神志模糊，牙关紧闭，两手握固，二便闭阻，口噤，面赤，气粗，舌苔厚腻，脉弦滑。

脱证：证见目合口张，二便失禁，撒手鼾睡，面色苍白，四肢逆冷，脉微细欲绝。

【治疗方法】

1. 针灸疗法：

（1）闭证：

主穴：人中、十二井穴、涌泉、太冲、丰隆、劳宫。

配穴：颊车、合谷、廉泉、哑门。

操作：人中，微向上斜刺 0.5~0.8 寸，泻法；十二井穴点刺出血；涌泉，直刺 0.5~1 寸，泻法，局部酸胀痛，有时向上扩散；太冲，向上斜刺 0.8~1 寸，泻法，局部酸胀；丰隆，直刺 1.5~2.5 寸，泻法，局部酸胀，向上扩散至膝上，向下扩散至踝部；劳宫，直刺 0.3~0.5 寸，泻法，局部酸胀痛。以上穴位可留针 20 分钟或不留针。临证可酌情加用配穴：颊车，直刺 0.8~1 寸，泻法，局部酸胀；合谷，直刺 1~1.2 寸，泻法，局部酸胀；廉泉，向舌根部斜刺 0.5~1 寸，平补平泻，舌根部酸胀；哑门，直刺或向下斜刺 0.5~0.8 寸，平补平泻，局部发胀，切忌大幅度提插、捻转手法。

方义：人中、涌泉、十二井穴开窍醒神，清泄热邪；泻太冲降肝经之逆气，以平息肝风；丰隆能宣通脾胃二经之气机，祛痰化浊；劳宫为手厥阴心包经之荥穴，泻之能清心泻热。颊车、合谷相配，开关通闭以治牙关紧闭。廉泉、哑门相配清心开窍以治语言不利。

（2）脱证：

主穴：关元、气海、神阙、百会。

配穴：足三里、命门。

操作：关元、气海，均向下斜刺 1~1.5 寸，补法，局部酸胀，有时向外生殖器扩散;神阙,隔盐灸;百会,向后横刺0.5~1.5寸,补法,局部胀痛;足三里,稍偏向胫骨方向直刺1.5~2.5寸,补法,酸胀麻感向足背放散;命门,针尖稍向上直刺1~1.5寸,补法,局部酸胀。

方义:脱证系真气衰微,元阳暴脱,故取关元、气海、神阙培补元气,回阳固脱;百会醒神回厥;足三里调养中焦,以鼓舞气血生化之源;命门补益肾阳以救逆。

2. 耳针疗法:

主穴:心、脑、神门、皮质下。

配穴:肝、肾、脑干、肺。

操作:每次选2~3个穴位,中、强刺激,留针30分钟,每日1次。

3. 头针疗法:偏瘫以对侧运动区为主,配合感觉区,失语者可加语言区。瘫痪肢体浮肿者选对侧血管舒缓区。

4. 穴位注射:三磷酸腺苷20毫克,取曲池、足三里交替注射,每日1次。

【病例】

1. 李某,男,58岁,农民。1981年8月12日初诊。

有高血压病史,午后2时起床小便,头晕昏倒,四肢抽搐,口流涎沫,不省人事,面红气粗,痰声漉漉,烦躁不安,脉弦滑有力。血压198/130毫米汞柱)。证属风阳上扰,痰热蒙蔽清窍(脑血管意外)。当以平肝熄风,豁痰开窍。选以人中、十二井点刺放血,涌泉、太冲、丰隆、劳宫针刺,同时配合中西医药物(处方从略)。3日转危为安,血压降至160/90毫米汞柱),呼吸正常,神志转清,但不能翻身,左侧上下肢运动受限,真后遗症以头皮针治疗,4次能挂杖行走。

2. 任某,女,46岁,家庭妇女。1970年5月9日初诊。

患者素体虚弱,因做饭抱柴,晕倒在地,不省人事,目合口张,手撒遗溺,手足发凉,呼吸浅表,双侧瞳孔对光反射消失,舌淡苔薄,脉沉细无力。血压90/60毫米汞柱。证属真阳衰微,元阳暴脱,诊断为中风脱证(脑血管意外)。针刺气海、关元、百会,补法,神阙隔盐灸;30分钟后呼吸好转,并呻吟一声;2小时后,微微动头,加灸足三里、命门,配以能量合剂,次日神志好转,有时睁眼。三诊能说"喝"字,但语言不流利,左上肢不能活动,共治疗18次渐愈。

【注意事项】

1. 患者血压如在 200/100 毫米汞柱以上,针刺手法不要过强,必要时取下肢腧穴,诱导手法,以平肝潜阳。

2. 本病在昏迷阶段,针灸治疗可配合中药,对危重病人宜采用中西医结合治疗进行抢救。

十一、癫痫

癫痫是一种突然发作的暂时性大脑功能紊乱的疾患。按病因可分为原发性和继发性两种类型。前一种可能与遗传有关;后一种可因先天性脑缺陷、脑炎、脑肿瘤、脑外伤、脑寄生虫病以及尿毒症、妊娠中毒等引起。按发作情况,分为大发作、小发作、精神运动性发作、局限性发作和癫痫持续状态等。

祖国医学称本病为痫证,俗称羊痫风,认为多由惊、风、痰、火等引起。《医学纲目》说:"癫痫者,痰邪逆上也,痰邪逆上,则头中气乱,头中气乱,则脉道闭塞,孔窍不通,故耳不闻声,目不识人,而昏眩倒仆也。"说明风动火炎,痰气上逆,阴阳之气逆乱,为导致本病的主要原因。

【临床表现】

1. 大发作:突然神志丧失,发出尖叫,跌倒在地,全身肌肉强直痉挛,四肢抽搐,面色苍白,瞳孔散大,对光反射消失,呼吸急促,口吐白沫,并可有二便失禁,每次发作持续约数分钟,清醒后对发作过程记不清,往往有头痛、头昏、乏力等症状。

2. 小发作:一时性意识障碍,有的可有节律性瞬眼、低头,两目直视,躯干前屈,两臂向前外伸展,约历十数秒钟意识即恢复。婴幼儿多发作数秒即止,但往往每日多次发作。

3. 精神运动性发作:多发于成年人。突然神志模糊,往往在工作中或在睡眠时突然起床、徘徊、奔走,可持续数分钟至数小时,发作后完全不自知。也有的表现为各种错觉或情绪异常。

4. 局限性发作：表现为一侧肢体痉挛性抽搐而无意识障碍，或者一侧肢体突然出现异常感觉，或感觉消失。前者称为局限性运动型癫痫发作，后者称为局限性感觉型癫痫发作。

【治疗方法】

1. 针刺疗法：

主穴：人中、风池、风府、大椎、腰奇、筋缩。

配穴：间使、通里、申脉、照海、合谷、太冲、三阴交、阳陵泉、巨阙、中脘、丰隆、神庭、百会。

如癫痫大发作，取间使、合谷、太冲；白天发者加申脉；夜间发者加照海；小发作可配间使、通里、神庭；精神运动性发作配间使、巨阙、丰隆、中脘；局限性发作可配合谷、太冲、三阴交、阳陵泉等。第 1 疗程每日 1 次，12 次为一疗程；第 2 疗程隔日 1 次。

操作：人中，从下向上刺 0.5~1 寸，泻法，局部痛感，捻转时有酸胀感；风池，平耳垂水平略斜向下宜刺 0.5~1 寸，泻法，局部酸胀，并向头顶、颞部、前额或眼眶扩散；风府，直刺或向下斜刺 0.5~1 寸，泻法，局部酸胀；大椎，微斜向上直刺 1~1.5 寸，泻法，局部酸胀，向下或向两肩扩散；腰奇，向上平刺 1~1.5 寸，泻法，酸麻胀感放散至头部；筋缩，向上斜刺 0.5~1 寸，泻法，局部酸胀；间使，直刺 0.5~1.5 寸，泻法，局部酸胀，或麻胀感向指端放散；通里，直刺 0.5~1 寸，泻法，局部酸胀，并沿尺侧向上、下传导；申脉，针尖向下斜刺 0.3~0.5 寸，泻法，局部酸胀；照海，直刺 0.5~1 寸，泻法，酸麻感向小腿及踝部放散；合谷，直刺 0.5~1 寸，泻法，局部酸胀；太冲，斜刺 1~1.5 寸，泻法，局部酸胀，或麻电感向足底放散；三阴交，直刺 1.5~2 寸，泻法，局部酸胀；阳陵泉，向胫骨后缘斜下直刺 1~3 寸，泻法，酸胀感向下扩散；巨阙，直刺 0.5~1 寸，平补平泻，局部胀闷，有时可向上、下扩散；中脘，直刺 1~2 寸，并可向四周邻穴斜刺，平补平泻，上腹部闷胀沉重或胃部有收缩感；丰隆，稍偏向胫骨方向直刺 1.5~3 寸，泻法，酸胀感向上放散至大腿部，向下至外踝；神庭，点刺放血；百会，向前后左右横刺 0.5~1.2 寸，泻法，局部胀痛。

方义：本病多为风动痰涌，阴阳逆乱，神明受蒙所致，故取人中调节阴阳之气而开窍苏厥；风池、风府、大椎以清泄风阳，安神醒脑；腰奇系治疗癫痫有效的经外奇穴。白天发者为病在阳跷,申脉为八脉交会穴之一,通于阳跷,故取申脉;夜间发者为病在阴跷,照海为八脉交会穴之一,通于阴跷,故取照海;小发作配间使以宽中,通里、神庭通心络以安神;精神运动性发作取丰隆、间使、巨阙、中脘以宽胸和胃降痰浊;局限性发作配合谷、太冲开四关,佐阳陵泉、筋缩以缓筋急,三阴交以调三阴经血中之气。也可选用百会升阳益气以安神。

2. 耳针疗法:

取穴:心、神门、皮质下、脑点。

操作:分两组皮内针埋藏,第一组:心、神门;第二组:皮质下、脑点。两组交替治疗。夏季 3~5 日,春、秋、冬季 12 日轮换 1 次。每天按压埋针 5~15 次。

3. 挑治疗法:

取穴:神庭、大椎、陶道。

操作:每 7 日挑 1 次,至症状缓解为止。

【病例】

1. 安某,男,13 岁。1978 年 1 月 29 日初诊。

患者三年前因放鞭炮受惊吓,突然跌倒在地,口吐白沫,两目上翻,四肢抽搐,诊为癫痫,每次发作后 20 分钟苏醒。针刺人中、风池、大椎、间使等穴,发作 5 分钟即苏醒。不发作时每日针 1 次,由每周发作 3 次,减少至 1 次,发作时持续片刻即苏醒。后隔日针 1 次,6 次后,2 周未发作。因患儿畏针,改为皮内针耳穴埋藏心、神门、皮质下、脑点,每次 2 穴,每 12 次轮换 1 次,4 个月未发作。

2. 秦某,男,47 岁,干部。1983 年 7 月 12 日初诊。

患者患脑血栓形成,左侧半身不遂,两个月后突然神志丧失,跌倒在地,口吐白沫,不省人事,30 分钟苏醒,以后经常小发作,每周 10 次不等,经针刺百会、风池、间使、丰隆、申脉,6 次后,每周由 10 次不等减少为 1~2 次。后隔日针 1 次,12 次后 2~3 周轻微发作 1 次,共针 24 次,后 1 年未发作。

3. 王某,男,14 岁。1980 年 5 月 10 日初诊。

患者 2 年来阵发性向一侧扭颈、呃声、憋气,痛苦面容,每天发作约 30 余次。某医院诊断为局限性癫痫，曾多次用中西药治疗效果不明显。取耳穴心、神门、皮质下、脑点，压豆 1 次；扭颈、呃声动作明显减轻。共压豆 4 次，症状基本消失，第 12 胸椎下针刺后贴以麝香回阳膏，1 年未复发。

4. 丛某，男，38 岁。1982 年 4 月 10 日初诊。

患者精神受刺激，致失眠、头晕、头痛，精神不振，突然出现一时性神志模糊，憋一口气，嗝两口粗气即清醒，以后在工作中经常发作，后发展到突然起立、徘徊、奔走，可持续 30~60 分钟，发作后对发作情况完全不知。某医院神经科诊断为"精神运动性癫痫"，经针刺百会、风池、巨阙、间使、丰隆、照海、腰奇，4 次后头痛、头晕明显减轻，睡眠好转；6 次后，阵发性神志模糊、憋气症状基本消失；12 次后，突然能起立、徘徊、奔走，2 周未复发，共针 36 次，半年未复发。后因与孩子生气，突然发作，继针 2 个疗程，并用耳穴皮内针埋藏心、神门、皮质下、脑点，共 3 次。2 年追访，仅有轻微发作 2 次，时间短暂，数秒钟即清醒。

【注意事项】

1. 注意避免精神刺激，保持心情舒畅。

2. 发作时应保持呼吸道通畅，防止窒息，可用手帕或衣角填于上下白齿之间，防止咬破舌头。

3. 本病应与癔病性抽搐、一般晕厥相鉴别。

4. 发作严重者可配合药物治疗。对单侧性颞叶癫痫，经针灸、药物治疗无效，病灶部位明确，适合于手术治疗者，可考虑手术治疗。

十二、急 性 头 痛

头痛是临床上常见的一种症状，可由多种原因引起，高血压、蛛网膜下腔出血、颅内炎症、感冒等，均能引起头痛。

祖国医学认为，本病多由风邪、积热、肝阳上亢等原因引起。因风为阳邪，易犯巅顶，随经入脑，阻留于上，与正气相搏，则发为头痛；或胃中积热，肝胆火炽，随经逆上，阻滞经气而致；或肾气亏损，阴血虚耗，肝阳上潜，清窍被阻而作痛；亦可由痰湿内阻，脾失运化，或劳倦伤中，致使清阳之气不能升举而产生头痛。

【临床表现】 头痛呈急性发作的,多见于急性感染、头部外伤、蛛网膜下腔出血以及腰穿后头痛等。以头痛的部位而言,如前额痛,多为咽、喉等疾病引起,亦可见于部分贫血患者;一侧痛多见于耳病及偏头痛;如头痛部位不稳定或巅顶痛者,多属于神经机能性;枕部痛多属于高血压及脑部肿瘤等;全头痛或部位不定的,多见于脑动脉硬化、脑震荡和污染中毒等疾病。头痛如果为慢性进行性的,往往见于颅内压增高及某些毒血症,此种头痛晨起较甚,并伴有呕恶,以后逐渐减轻,多见于神经功能性头痛、颅内肿瘤、硬膜下血肿、尿毒症、糖尿病以及其他中毒症等。头痛如呈反复发作的,多为偏头痛、脑挫伤、脑动脉硬化、高血压及颈椎疾患等。诊断头痛,必须注意其伴随症状,结合其他检查,如测体温、血压及五官检查等,以便作出明确诊断。

【治疗方法】

1. 针刺疗法:

主穴:风池、百会、太阳。

配穴:头顶痛配四神聪、太冲,颞侧痛配头维透率谷、关冲;感冒发热配合谷、大椎;与眼疾有关者配睛明、鱼腰;与鼻病有关者配上星、印堂;肝阳上亢配太冲、太溪;脾胃火炽者配内庭、大都;痰湿中阻者配中脘、丰隆;气阴两虚者配足三里、三阴交。

操作:风池,平耳垂水平略斜向下直刺 0.5~1 寸,泻法,局部酸胀,并向头顶、颞部、前额或眼眶扩散;百会,向前或向后横刺 0.5~1.5 寸,泻法,局部沉重感;太阳,向后斜刺 0.5~1 寸,泻法,局部酸胀。四神聪,向百会方向平刺 0.5~0.8 寸,泻法,局部酸胀;太冲,向上斜刺 1~1.5 寸,泻法,局部酸胀,或麻电感向足底放散;头维,斜向后下透率谷,泻法,痛胀感向四周扩散;关冲、大椎、鱼腰,点刺放血;合谷,直刺 0.5~1 寸,局部酸胀,并可向上扩散至肘、肩部;睛明,嘱患者闭目,轻推眼球向外侧固定,缓慢进针,紧靠眶缘直刺 0.5~1 寸,不宜捻转和提插,局部酸胀,并扩散至眼球后面及其周围;上星,斜刺 0.5~1 寸,泻法,局部胀痛;印堂,从上向下横刺 0.5~1 寸,泻法,局部酸胀,有时可扩散至鼻尖部;太溪,直刺 0.5~1 寸,泻法,局部酸胀,有时麻胀感可扩散至足底;内庭,向上斜刺 0.3~0.8 寸,泻法,局部酸胀;大都,直刺 0.3~0.5 寸,泻法,局部酸胀;中脘,直刺 1~2 寸,并可向四周邻穴斜刺,泻法,上腹部闷胀沉重或胃部有收缩感;丰隆,稍向内刺入 1.5~3 寸,泻法,酸胀感向上放散至大腿根部,向下至外踝;足三里,稍偏向胫骨方向直刺 1~2 寸,补法,麻电感向足背放散;三阴交,直刺 1~1.5 寸,补法,局部酸胀。

方义:风池为手足少阳、阳维之会,百会为手足三阳、督脉之会,太阳为奇穴,三穴相配,能疏解头风,通经络,调气血,荣清窍,安神。辨证配穴治疗头面之疾患。"盛则泻之,虚则补之,菀陈则除之",从而达到止痛的目的。

2. 耳针疗法:

主穴:脑、皮质下、神门。

配穴:高血压者配降压点,头痛伴呕吐者配胃。

操作:每次选 2~3 个穴,中度刺激,留针 20 分钟,头痛重者可每日针 2 次。

【病例】

1. 方某,男,48 岁,农民。1969 年 1 月 8 日初诊。

患者因运动汗出受凉,突然寒栗,发热,体温 38℃,头痛如裂,烦躁不安,舌淡少苔,脉浮弦,血压正常。诊为风邪头痛,针刺四神聪、风池、太阳、合谷,捻转泻法,留针 30 分钟,疼痛大减,但体温不降。以三棱针点刺大椎放血,安静欲睡,午后 2 点钟体温正常,次日仅感乏力,不欲饮食,针后加灸足三里 2 次,恢复正常。

2. 王某,女,34 岁,教师。1978 年 3 月 9 日初诊。

患者素有高血压,课后突然左侧头部剧痛如刺,不能睁眼,遂服去痛片疼痛缓解,午后疼痛又如重,体温不高,舌质暗有瘀斑,苔少,脉弦涩。证属血瘀头痛(血管性头痛)。行太阳、关冲点刺放血,疼痛立刻缓解。

【注意事项】

1. 针灸对本病有较好的疗效。但头痛原因复杂,故在治疗前应做详细检查,明确诊断,针对病因配合相应的治疗方法。

2. 高血压头痛及脑血管意外所致头痛者,当慎用强刺激。

十三、急性支气管炎

急性支气管炎,是由于感染病毒、细菌或因烟尘微粒等化学物质刺激支气管黏膜而引起的支气管急性炎症。

祖国医学认为,本病归属于"咳嗽"和"痰饮"的范畴。肺主气,外合皮毛,上通于鼻,如外邪侵袭,肺气不宣,清肃失常,则发为本病。

【临床表现】 初起常有喉痒、干咳等上呼吸道感染的症状,并伴有疲乏、发热、畏寒、头痛、背肌酸痛、胸骨后疼痛等。1~2 日后,咳出少量黏痰或稀薄痰液,逐渐转为黄脓痰或白黏痰,苔薄白,化热者转黄,挟湿者黄腻,脉浮数。听诊时除有时可听到干啰音外,无其他特殊体征。如继发感染,病情会逐渐加重。

【治疗方法】

1. 针刺疗法:

主穴:风门、肺俞、定喘、合谷。

配穴:曲池、大椎、尺泽、丰隆。

操作:风门、肺俞,针尖向脊柱斜刺 0.5~1 寸,泻法,局部酸胀,有时向肋间放散;定喘,针尖稍向脊柱直刺 0.5~1 寸,泻法,局部酸胀,以针感扩散至肩背部或胸廓为佳;合谷,直刺 1~1.2 寸,泻法,局部酸胀。如发热针曲池,直刺 2~2.5 寸,泻法,局部酸胀,有时有触电感扩散上至肩部,下至手指;大椎,三棱针点刺放血。痰多加尺泽,直刺 0.5~1 寸,泻法,局部酸胀,或有麻电感向前臂放散;丰隆,稍偏向胫骨方向直刺 1.5~3 寸,泻法,局部酸胀,有时放散上至大腿根部,下至外踝。

方义:风门为足太阳、督脉之会,乃风气出入之门户,肺俞为肺气输注之处,二穴配合宣肺祛邪以止咳嗽;定喘位于第 7 颈椎旁开 0.5 寸,督脉之别络上,为宣肺平喘之新穴,配以手阳明之原穴合谷、合穴曲池、督脉手足三阳之会大椎泄阳邪而解热;尺泽配丰隆具有除痰热、疗咳嗽之功。

2. 耳针疗法:

主穴:肺、肾、定喘。

配穴:发热者耳背放血;咳甚配气管;痰多配脾。

操作：每次选 2~3 个穴,中强刺激手法,留针 30 分钟,重者每日 2 次。

【病例】

1. 张某,男,39 岁,农民。1969 年 9 月 13 日初诊。

患者感冒咳嗽 10 日,又因劳累复感风寒,咳嗽加重,吐黏痰,频咳胸痛,服用咳必清、止咳糖浆,次日咳嗽不但未减,反而出现咽痛、喑哑加重,吐黄稠痰,阵阵寒冷,体温 39℃,服解热镇痛片、土霉素后热退,但咳嗽不减,夜间不能安睡,咳嗽胸痛掣背,舌红苔黄,脉弦滑。证属风热咳嗽。针刺风门、肺俞,尺泽点刺放血,咳嗽减轻;定喘刺后加灸,肺俞、风门针后加灸,泻丰隆 2 次,咳嗽轻微,胸痛大减,夜能安睡,渐愈。

2. 马某,女,30 岁,家庭妇女。1974 年 5 月 20 日初诊。

患者深翻土地后,汗出感冒,咳嗽,吐白黏痰,要求针灸,当即针刺耳穴肺、肾、定喘,感觉嗓子清亮,胸闷减轻,针 3 次后咳嗽明显减轻。间隔 2 日,上穴再针 2 次,咳嗽基本痊愈。

【注意事项】

1. 对急性支气管炎患者须加强护理,预防感冒,以免反复发作症状加重。

2. 病重者针对病情采用中西医药物治疗。

十四、支 气 管 哮 喘

支气管哮喘俗称"气喘""吼病",是一种反复发作的过敏反应性疾病,一年四季均可发病,尤以寒冷季节及气候骤变时多发。其发病诱因大多数人认为是由机体对某种物质发生过敏反应所致,也有人认为与精神因素有关,情绪激动往往能诱发本病。

祖国医学认为,"哮"与"喘"是两种不同的症状,呼吸急促者谓之"喘",伴喉中痰鸣有声者谓之"哮"。其发病与肺、脾、肾三脏有关,多因风寒袭肺,痰湿壅阻,肺失宣降所致,由于肺气根于肾,如哮喘久远,肾气虚衰,可出现肺不纳气,或上实下虚之证。

【临床表现】 哮喘多发病迅速,多在夜间发病,常突然感到胸闷,气促,呼吸困难;甚至不能平卧,喉中哮声,呼气延长,吸气短促。发病初期多干咳,痰黏稠,以后咳吐泡沫样痰涎,发作可在数分钟内缓解,也有持续几天方可停止。

【治疗方法】

1. 针刺疗法:

主穴:天突、璇玑、肺俞、定喘。

配穴:内关、膻中、列缺、丰隆、肺、脾、肾经敏感点。

操作:天突,先直刺进针0.2~0.3寸,再沿胸骨柄后缘、气管前缘向下横刺1~1.5寸,泻法,局部酸胀,咽部似有发紧阻塞不畅样感觉;璇玑,向下斜刺0.5~1寸,平补平泻,局部酸胀;肺俞,微向脊柱斜刺0.5~1寸,补法,局部酸胀,有时向肋间扩散;定喘,针尖稍向脊柱刺入0.5~1寸,泻法,局部酸胀,有时可扩散至肩部或胸部;内关,直刺0.8~1.2寸,平补平泻,局部酸胀,有时可扩散至指端,向腋及胸部传导为佳;膻中,针尖向上或向乳房两侧横刺0.5~1.5寸,补法,局部酸胀或前胸沉重;列缺,向肘关节方向斜刺0.5~1寸,泻法,局部酸胀,并向肘关节扩散;丰隆,稍向胫骨方向直刺1.5~2.5寸,泻法,酸胀感向上放散至大腿根部,向下至外踝;肺、脾、肾经敏感点,从循经线上及背俞寻找阳性反应处,针刺或皮肤针叩打。

方义:急性发作期应以平喘降逆,宣肺化痰为治疗原则。天突、膻中顺气降逆;璇玑运上焦,宣肺气;肺俞乃肺气输注之处,配定喘以宣肺疗喘咳;丰隆化痰降浊,配内关、列缺以宽中顺气降逆;寻找敏感点,以改善过敏体质。

2. 耳针疗法:

主穴:肾上腺、定喘、交感。

配穴:按其辨证肺、脾、肾表现症状,选取穴位。

操作:每次选2~3个穴,或用探穴器探测压痛点针刺,留针30~60分钟。

【病例】

1. 王某,男,28岁,农民。1980年10月28日初诊。

患者素有慢性支气管炎病史,对鱼虾有过敏反应,因吃炸鱼诱发哮喘急性发作。出现胸闷,气促,呼吸困难,不能平卧,咳嗽,吐白色泡沫痰,憋气汗出,面色苍白,舌淡苔少,脉细滑。体温不高,肺部听诊有明显哮鸣音,诊断为"过敏性哮喘急性发作"。针刺天突、肺俞、定喘1次,喘息减轻;鱼际穴局部充血压痛,以梅花针叩打,微微见血,贴以麝香回阳膏,呼吸急促明显好转,但仍有阵发性胸闷憋气,配内关,以及耳穴定喘、肾上腺后,呼吸时胸部通畅,哮喘得到控制。

2. 张某,女,27 岁,农民。1978 年 9 月 15 日初诊。

摘棉花时突然感到胸闷、憋气,喉中有哮鸣声,喘息阵阵加剧,注射氨茶碱,内服克喘素,哮喘缓解,至午夜突然又呼吸困难,喘息发作,听诊有明显哮鸣音,心率每分钟 104 次,律整,脉细数无力。针刺天突、膻中、内关、丰隆,耳穴肾上腺、肺,留针 60 分钟,呼吸时感胸部舒畅,共针 3 次,恢复正常,经追访 1 年未复发。

【注意事项】

1. 针刺过敏性哮喘有一定疗效,在止咳平喘的同时,要注意呼吸道炎症,必要时配合药物治疗。

2. 加强护理,并忌食易致过敏的食物。

十五、冠心病心绞痛

冠心病心绞痛,是由冠状动脉粥样硬化,导致管腔狭窄或闭塞,产生冠状动脉循环障碍,使心肌血液供应不足而引起的心绞痛。

祖国医学将本病归属于"胸痹""真心痛"等范畴,认为其主要系由于气滞血瘀,或痰浊阻于经脉,致经脉不通而引起心绞痛。

【临床表现】 主要表现为胸闷、心前区剧烈疼痛,伴头晕、气短、心悸等。疼痛剧烈时,可放射至颈部、左肩和左上臂内侧,每次发作 3~5 分钟,偶可持续 20 分钟左右,发作时患者面色苍白,汗出,痛苦面容。

【治疗方法】

1. 针刺疗法:

主穴:左内关、右郄门、心应。

配穴:胸脘痞闷配膻中、足三里。

操作:左内关、右郄门,直刺 1~1.2 寸,均先泻后补,触电样麻感放散至中指;心应①(第 5 胸椎旁开 0.5 寸,经验穴),稍向脊柱斜刺 0.5~1 寸,泻法,有

---

① 心应:为作者经验效穴,可借鉴。

时有触电样感放散至左前胸;膻中,向下平刺 0.8~1.2 寸,平补平泻,局部酸胀;足三里,直刺 1~2 寸,泻法,局部酸麻胀,并放散至足背及足趾。

方义:内关系手厥阴之络穴,别走少阳,八脉交会穴之一,通于阴维,与郄门相配(郄门是气血集聚之处,临床用以救急),具有宽胸理气镇痛之功;心应乃治疗心绞痛之经验穴,与内关、郄门合用,治疗心绞痛,能宣通心络,调节心脉之气血,疗效显著。

2. 耳针疗法:

主穴:心、膈、神门。

配穴:脑点、皮质下、胃。

操作:每次取 2~3 个穴,中度刺激,留针 30 分钟。

【病例】

1. 司某,男,51 岁,干部。1983 年 5 月 14 日初诊。

患者素有冠心病,骑自行车突感心绞痛,胸闷、憋气,休息后疼痛缓解,厂医务室给予冠心苏合丸,服后好转。次日午饭后心绞痛又复发作,面色㿠白,汗出,口唇发绀,含化硝酸甘油片刻缓解。此后每每劳累即发作,日发 1~2 次,经针刺左内关、右郄门、心应穴 3 次,仅轻微发作 1 次,且很快消失,针刺 6 次后 1 周未发作。

2. 邵某,女,48 岁,大学讲师。1984 年 6 月 17 日初诊。

患者阵发性左胸刺痛,伴有心悸、气短,某医院诊断为"冠心病心绞痛",给予硝酸甘油含化后疼痛缓解。后因跑路过急,引起左胸疼痛如绞,含化硝酸甘油仅维持 1 小时,给予针刺加耳针计 6 次,疼痛缓解,1 个月未复发。

【注意事项】

1. 针灸治疗心绞痛疗效较好,急性发作时除用药外,可当即选用,以促其缓解。

2. 注意观察病情的变化和发作规律,必要时配合相应的抢救措施。

十六、阵发性心动过速

阵发性心动过速,以心动过速的突然发作与突然终止为特点,发作时间可短至数秒,也可长达数日。心率一般在每分钟 160~200 次,平均每分钟 200 次左右,多见于心脏正常的年轻人,因情绪激动,过度疲劳,猛烈用力,饮酒过量,内分泌障碍,胃肠道疾病等引起。

祖国医学认为,本病由平素气血虚弱,心气不足,突然受邪,导致心神不宁或心血不足,心失所养,而致本病。

【临床表现】 突感心悸、胸闷,心跳加快,可持续数分钟至数小时。发作时精神不安,心前区不适,恐惧,头晕,头颈部发胀或有跳感。严重者血压下降,面色苍白,出汗,甚至昏厥。

【治疗方法】

1. 针刺疗法:

主穴:左心应、内关。

配穴:三阴交、足三里。

操作:先取心应,直刺 0.5 寸,后向脊柱方向刺入 1~1.2 寸,先泻后补,局部酸胀,有时可放散至左前胸;内关,直刺 0.8~1.2 寸,先泻后补,局部酸胀感可放散至手指,有时放散至腋下或左前胸;三阴交,直刺 1~1.5 寸,补法,局部酸胀;足三里,直刺 1.2~2 寸,补法,局部酸胀,有麻电感向足背放散,针后加艾灸 30 分钟。

方义:内关为手厥阴之络穴,八脉交会穴之一,通于阴维,能宁心安神;心应为治疗心脏病的经验穴,在操作上施行先泻后补手法,可养血活血,养心安神。本病多属气血虚弱,取三阴交、足三里调补脾胃,增强生化之源,以养心神。

2. 耳针疗法:

主穴:心、神门、皮质下。

配穴:脑点、内分泌、交感。

操作:每次取 2~3 个穴,中、强度刺激手法,留针 30~60 分钟。

【病例】

1. 朱某,男,36 岁,工人。1983 年 11 月 28 日初诊。

患者素有心肌病病史,因粉刷墙壁劳累过度,心跳加快,伴有头晕、烦躁,时有恶心。以往发作服心得宁即愈,本次发病服药及通过压迫眼球、嘱患者深吸气后屏气,然后做呼吸运动,效果均不明显。心率每分钟 140 次,律整,心尖区第一心音增强,血压 160/90 毫米汞柱,舌淡红,苔少,脉细数。证属心悸(心阴亏损)。心电图示室上性阵发性心动过速。针刺左心应、双内关,先泻后补,扶正祛邪,留针 30 分钟,心率由每分钟 140 次降至 90 次,共治疗 2 次,症状消失。

2. 褚某,女,26 岁,小学教师。1982 年 11 月 18 日就诊。

患者患心动过速,每周反复发作数次,某医院诊为风心病,经服药好转。又因感冒加重,出现胸闷、憋气、头晕、恶心。检查:心率每分钟 220 次,律整,心音短促,第一心音亢强,第二心音减弱,原有杂音听不清楚,血压 90/60 毫米汞柱,脉浮数而细弱。曾服心得安 3 次,效果不明显。证属心悸(心血不足)。针刺左心应、双内关,留针 30 分钟,心率降至每分钟 160 次。因伴有头晕、恶心、烦躁,配以足三里、三阴交,加刺耳穴心、神门、皮质下,病情好转,共治疗 5 次后,反复发作明显减轻,心率逐渐恢复正常,症状消失。

【注意事项】

1. 针灸对神经性心动过速有显著疗效,对增强冠状动脉血流量、强心、利尿、改善心脏功能有良好作用。

2. 对于病情严重者,可酌情配合中西医药物治疗,以防延误病情。

十七、急 性 胃 肠 炎

急性胃肠炎,是指各种原因引起的胃肠黏膜的炎性变化。儿童与青年人多见,多发生于夏秋两季。起病急剧,突然呕吐、腹泻、腹痛,但病程较短,单纯针灸亦能治愈。

祖国医学认为,本病归属于"霍乱"范畴,亦有"发痧"之称。多由暴饮暴食,或过食不洁食物,伤及脾胃,导致宿食停滞,湿热或邪热阻于中焦,脾胃运化失职,升降失调所引起。

【临床表现】 突然发病,上腹部胀痛,剧烈呕吐、腹泻,呈稀水样便,发热,口渴,烦躁,头昏,乏力,若吐泻过多,可引起失水及休克。

【治疗方法】

1. 针灸疗法：

主穴：中脘、内关、天枢、足三里。

配穴：发热配大椎、尺泽、委中、曲池，合谷亦可选用；呕吐甚者配金津、玉液；腹痛重者加神阙、气海、关元、公孙。

操作：中脘，直刺 1~1.5 寸，泻法，上腹部沉重感，或胃部有收缩感；内关，直刺 0.8~1.2 寸，平补平泻，局部酸胀麻感向中指端或腋部放散；天枢，直刺 1.2~1.5 寸，泻法，局部酸胀沉重，并可扩散至同侧腹部；足三里，直刺 1.5~2.5 寸，泻法，有酸麻胀感放散至足背或足次、中趾。大椎、尺泽、委中、金津、玉液，用三棱针点刺放血，曲池，直刺 1.5~2.5 寸，泻法，局部酸胀，有时可有触电感上至肩部，下至手指；合谷，直刺 0.5~1 寸，泻法，局部酸胀；神阙、气海、关元、公孙，艾条灸之。留针 30~60 分钟。

方义：中脘为胃之募穴，腑会中脘①，手太阳、手少阳、足阳明、任脉之会，能宽中消滞降逆；内关系手厥阴经之络穴，通于阴维，主胃、心、胸之病；足三里乃胃之合穴，通治一切胃病；天枢是大肠之募穴，属于足阳明胃经，有和胃宽肠、调节胃肠气机的作用。配以大椎、尺泽、委中解除热邪，金津、玉液止呕降逆，神阙温中止痛固脱，气海、关元补益下元，公孙系脾经之络穴，有理脾胃之功。

2. 耳针疗法：

主穴：胃、大肠。

配穴：神门、皮质下、脾。

操作：每次选 2~3 个穴，强刺激手法，留针 30~60 分钟。

【病例】 孙某，男，32 岁，农民。1981 年 6 月 27 日初诊。

患者因吃坏桃，出现胃痛，继则满腹疼痛，呈阵发性绞痛，腹泻呈水样便，口吐黄水，苔中白微黄腻，脉弦数无力，体温 38.2℃。诊为急性胃肠炎。针刺中脘、内关、天枢、足三里，留针 60 分钟，针后腹绞痛 1 次，后加刺耳穴胃、大肠、神门，腹痛大减，起针 10 分钟后又突然腹痛，泻水样便 1 次，加灸神阙、气海、关元，腹部舒适，但有时干哕，金津、玉液点刺放血，公孙穴泻法，吐泻明显

---

① 中脘：原为"太仓"，据腧穴国际标准改。

好转,病人怕针,给予藿香正气丸 2 丸,灸 2 次而愈。

【注意事项】

1. 针刺对本病有较好的疗效,急性期应卧床休息,禁食,可少量频饮淡盐水。

2. 如有严重脱水,应及时补液,发生休克时,应采取中西医结合疗法进行抢救。

外 科 急 症

一、胃十二指肠溃疡急性穿孔

胃及十二指肠溃疡急性穿孔,是溃疡病发展过程中的严重并发症。发病年龄多在 20~50 岁,男性多于女性。其发病诱因常与咳嗽、呕吐、钡餐检查、洗胃、大便等引起胃内压或腹压增高,以及进食刺激性食物和寒冷天气有关。穿孔后,胃、十二指肠内富有高度酸性或碱性的内容物突然进入腹膜腔,由于强烈的化学刺激引起弥漫性腹膜炎,病情呈现危重状态。

祖国医学认为,本病归属于"腹痛""胃脘痛""胃心痛"等重症范围。其发病主要是由于胃腑素有宿疾,加上饥饱失节,情志郁悒,或劳累过度,寒邪内侵,造成气机突然紊乱,邪郁化热,灼伤血络,中焦瘀阻,病情急剧发展出现内闭外脱现象。

【临床表现】 突然发生上腹部持续性、刀割样剧烈疼痛,很快扩散至全腹,面色苍白,肢冷,汗出,心慌,呼吸短浅,恶心呕吐,苔腻,脉数。后期舌质红绛紫,苔黄渐转焦黑,脉转沉。体检可见腹式呼吸减弱或消失,全腹压痛、反跳痛,腹肌紧张呈板样,可有移动性浊音,肝浊音界消失,肠鸣音减弱或消失。上巨虚或足三里穴周围可有压痛点,以右侧为多见。X 线检查:膈下有游离气体。

【治疗方法】

1. 针灸疗法:

主穴:中脘、梁门、天枢、内关、足三里。

配穴：呕吐者配金津、玉液,肢冷、汗出配神阙。

操作;中脘,直刺 0.8～1.2 寸,泻法,局部酸胀沉重;梁门,直刺 1～1.2 寸,泻法,局部酸胀沉重;天枢,直刺 1～1.2 寸,泻法,腹部酸胀沉重;内关,直刺 0.8～1.2 寸,泻法,酸麻胀感向上下左右扩散;足三里,直刺 1.2～2 寸,泻法,酸麻胀感向足背放散,或过膝至腹部。金津、玉液,以三棱针点刺放血;神阙,艾灸。留针 60 分钟,每 3 分钟运针 1 次,4～6 小时针灸 1 次,可配合电针。

方义：梁门调中气,和胃肠。其余同急性胃肠炎。

2. 耳针疗法：

主穴：胃、腹。

配穴：神门、交感、皮质下。

操作：强刺激手法,留针 30～60 分钟,每 15 分钟运针 1 次。

【病例】 王某,男,42 岁,农民。1978 年 11 月 18 日初诊。

患者素有溃疡病史,因饱食卧地,突然感胃痛难忍,面色苍白,汗出肢冷,腹肌紧张,反跳痛,肠鸣音减弱,舌绛苔黄,脉细数。诊断为溃疡病穿孔,观察治疗给予针刺中脘、梁门、天枢、足三里、内关,留针 30 分钟,疼痛稍缓,但仍满腹胀痛,呻吟不安,配以耳针胃、腹,强刺激,留针 60 分钟。午后发热至 39.2℃,配以抗生素、补液,至夜晚病情好转,腹胀减轻,肠鸣音好转。第 2 天中午要水喝,精神好转,共针 5 次,服中药 3 剂,渐愈。

【注意事项】

1. 针灸适宜于发病的初期(急性腹痛阶段),一般对单纯性溃疡病穿孔(穿孔小,全身情况好,病人年纪轻,身体条件好)较为适合。

2. 在治疗期间,一般采用胃肠减压及补液,取半卧位,必要时可考虑加用抗生素。

3. 针刺后病人转为安静,肠鸣音明显恢复者为有效。如观察 6～12 小时,病情无好转或反而恶化者,须立即做外科手术。

4. 自穿孔发生至 2～3 日,为创口闭合、腹膜炎局限期,若针刺有效,可以单独进行针刺治疗。2～3 日后转为腹膜炎吸收期,可以针刺配合中药治疗。

5. 腹膜炎消退吸收后,可按胃、十二指肠溃疡的治疗方法继续治疗原发病。

6. 本病应与急性胰腺炎、急性阑尾炎、急性胆囊炎及肠穿孔等作严格鉴别。

二、急性胆道疾患

急性胆道疾患为常见的急腹症,主要有急性胆囊炎、胆结石和胆道蛔虫等病。本病多发生于青壮年,女性多于男性。急性胆囊炎的发病,主要是胆囊出口梗阻和细菌感染所致。引起感染的细菌可来自肠道,经胆管蔓延到胆囊,所以常伴发胆石症或胆道蛔虫病。细菌也可从血液或淋巴管播散到胆囊而致病。胆结石的形成,一般认为与胆囊感染、胆液滞留、胆固醇代谢失常和蛔虫残体等形成胆石柱心有关。

祖国医学认为,本病属于"胁痛""黄疸"等病的范畴。常因情志不舒,饮食不节或外邪侵袭,致胆热蕴结,虫积瘀血,引起肝胆气郁、疏泄失常而发病。

【临床表现】 胆囊炎和胆石症,二者一般同时存在,症状大致相似。发病较急,右上腹及右季胁部疼痛,并可向右肩胛放散,可呈阵发性绞痛,每由进食过量脂肪性食物而诱发。如胆囊胀大可为持续性胀痛,疼痛剧烈时可出现坐卧不安,大汗淋漓,常伴有恶心呕吐,寒战发热,或见皮肤及巩膜黄染,尿少色黄,多便秘,若胆管完全梗阻,则可见灰白色粪便。舌质红,苔薄白或微黄,甚者舌红绛,苔黄腻或燥,脉弦滑或数。严重者可出现中毒性休克。体检:右上腹压痛,若胆囊积脓则有肌紧张及反跳痛,墨菲征阳性。实验室检查:白细胞数增高,尿胆红质阳性,血胆红素、黄疸指数均超过正常值。辅助检查:X线摄片及胆囊造影,可观察胆囊的收缩功能和胆石的存在;超声波检查,对胆囊功能及有无结石存在也有帮助。

胆道蛔虫病,是肠道蛔虫引起的并发症之一,是蛔虫钻进胆道而导致的急腹症。突然发作的上腹部剑突下绞痛,痛剧时翻滚嚎叫,汗出,有钻顶撕裂样疼痛,常伴有恶心呕吐。若蛔虫全部钻进胆囊,则转为持续性胀痛。若蛔虫阻塞胆道,影响胆汁及胰液排出或带入细菌,则出现阻塞性黄疸或胆囊炎、胰腺炎等并发症,可有寒战、发热等急性感染的症状。舌苔多白腻,脉弦紧或伏,合并感染则呈弦滑数脉。体检:剑突下偏右侧深部有压痛,一般无腹肌紧张;合并胆囊炎时则右上腹压痛,腹肌紧张明显;合并胰腺炎时,压痛可发生在全上腹。面部可有虫斑。

【治疗方法】 急性胆道疾患总的治疗原则:疏泄胆气,宽中和胃。

1. 针刺疗法,

主穴:日月、胆囊。

配穴:胆俞、足三里、内关、迎香透四白。

操作:日月,向外斜刺0.5~0.8寸,泻法,局部酸胀沉重;胆囊穴,直刺1.2~2.5寸,泻法,局部酸胀向足背外侧放散。上二穴可通电留针30~60分钟。疼痛剧烈时,加胆俞,稍斜向脊柱刺入0.5~1寸,泻法,可通电,局部酸胀,有时向肋间扩散;足三里,稍偏向胫骨方向直刺1.5~2.5寸,泻法,局部酸胀,并向足背扩散;内关,直刺0.8~1.2寸,泻法,局部酸胀,并向上下扩散,留针60分钟,每3分钟运针1次。胆道蛔虫病,可用迎香,横刺0.5~1寸,透四白,泻法,局部酸胀为佳。

方义:胆囊穴系近人治疗胆囊疾患的经验穴,日月是胆府的募穴,配以胆俞疏泄胆气,加足阳明经之合穴足三里,通于阴维之内关以宽中和胃,迎香透四白为治疗胆道蛔虫的主穴。

2. 耳针疗法:

主穴:胆、肝。

配穴:神门、交感、皮质下。

操作:每次选2~3个穴,留针20~30分钟,疼痛发作时用强刺激。

【病例】

1. 赵某,女,38岁,家庭妇女。1978年6月21日初诊。

患者患慢性胆囊炎合并胰腺炎急性发作,突然上腹部疼痛,翻滚呼叫,汗出,肢冷,伴有恶心呕吐,体温高达39℃,舌红苔黄,脉弦数。腹肌紧张,有压痛。给予针刺日月、胆囊穴、内关、足三里,疼痛缓解;配合抗生素,共治疗3次渐愈。

2. 宿某,男,27岁,农民。1977年9月22日初诊。

患者经某医院X线摄片,提示胆管结石0.8厘米×0.6厘米,疼痛发作2天,抱腹呻吟,大汗淋漓,面色苍白,舌红苔白微黄,脉沉伏。给予针刺日月、胆囊、胆俞,用G6805电疗仪通电60分钟;加耳穴胆、肝,强刺激,留针30分钟,针后有 2 次剧烈疼痛,共针 3 次,胆石排出。

3. 靳某,男,17 岁,学生。1981 年 1 月 30 日初诊。

患者素有蛔虫病史,突然感右上腹剧痛,坐卧不安,汗出,手足肢冷,呕而不吐,给予针刺日月、胆囊、迎香透四白、足三里、内关,泻法,留针 60 分钟,疼痛缓解,配以食醋 30 毫升,症状逐渐消失。

【注意事项】

1. 治疗急性胆囊炎、化脓性胆囊炎时,须在严密观察下进行针灸;胆道蛔虫病,在疼痛缓解后,应给予足够的蛔虫药治疗,合并胆囊炎、胰腺炎者,应结合中西医药物治疗。

2. 针灸治疗胆道蛔虫止痛效果明显。对胆石较小的胆石症,针刺能够排石,胆石大者及身体条件差者,须在外科支持的条件下进行排石。

三、急 性 肠 梗 阻

急性肠梗阻是外科常见的急腹症之一,多由肠腔内、外各种致病因素,如蛔虫、食团、粪便、结石或肠套叠、绞窄性疝、腹腔或肠壁肿瘤,以及神经功能失调引起肠麻痹、肠痉挛等,导致肠内容物不能正常通过肠道发生的腹部疼痛。

本病类似于祖国医学记载的"关格"和"肠结"证。认为其发病是由于气血瘀塞,寒热结滞,虫食阻积等原因,造成胃肠传导阻塞,上关下格而成。

【临床表现】 阵发性剧烈腹痛,呕吐,腹胀,便秘,不排气等,舌质红绛、光滑,舌苔早期白或黄燥、黄腻,晚期燥裂,脉弦紧滑数,晚期细弱无力或细数。全身症状:早期可不明显,晚期可有脱水、血浓缩、酸碱平衡失调、全身中毒及感染症状,甚至发生休克。绞窄性肠梗阻,可见体温增高,脉数,白细胞增加,便血等症状。检查可见膨胀的肠曲(肠壁)及肠蠕动波,触诊可摸到痛性包块,叩诊呈臌音,听诊可闻及高亢的肠鸣音,但麻痹性肠梗阻,肠鸣音可完全消失。X 线腹部透视摄片,卧位时可见扩张的肠曲,立位时可见液平面,即可确诊。

【治疗方法】

1. 针刺疗法:

主穴:天枢、上巨虚、下巨虚、关元。

配穴：呕吐加足三里、内关,便秘加大肠俞、支沟。

操作：天枢,直刺 1.2~1.5 寸,泻法,局部酸胀沉重;上、下巨虚,直刺 1.5~2 寸,泻法,酸胀感向足背放散;关元,直刺 1~1.5 寸,平补平泻,酸胀沉重感向下放散。足三里,稍偏向胫骨方向直刺 1.5~2.5 寸,泻法,酸胀感向足背放散;内关,直刺 0.8~1.2 寸,泻法,酸胀感向肘、腋部放散;大肠俞,微斜向脊柱直刺 0.5~1 寸,泻法,局部酸胀;支沟,直刺 1~1.5 寸,泻法,局部酸胀或扩散至肘,有时有麻电感向指端放散。留针 30~60 分钟,每 3 分钟运针 1 次。

方义：施治原则：消积导滞,疏通肠腑。天枢乃大肠之募穴,通导大小肠之腑气而去其积滞;上、下巨虚为手阳明、太阳之下合穴,加关元小肠之募穴,以固下元;加大肠俞、支沟通便以去积秽;内关、足三里和胃止呕。

2. 耳针疗法：

主穴：胃、大肠、小肠。

配穴：腹、神门、交感、皮质下。

操作：每次选 2~3 个穴,中强度刺激手法,留针 30~60 分钟。

【病例】 王某,男,33 岁,印刷工人。1983 年 6 月 23 日就诊。

患者经某医院诊断为功能性肠麻痹。第 1 次发病以药物治疗而愈,第 2 次效果不明显,腹痛、腹胀,恶心呕吐,舌苔白腻微黄,脉弦滑。听诊：肠鸣音消失。证属肠结(功能性麻痹性肠梗阻)。针刺中脘、上巨虚、下巨虚、天枢、关元、内关,留针 30 分钟。腹痛减轻,但有时恶心,配耳穴脾、胃、皮质下,留针 40 分钟,强刺激手法,一宿未痛未吐,腹软胀减,腹部有微弱的肠鸣音,有欲大便感。配耳穴大、小肠,强刺激手法,留针 30 分钟,排气 1 次,症状逐渐消失。

【注意事项】

1. 针灸治疗本病必须在有手术准备的条件下进行,若经 6~24 小时观察,症状毫无改变者,仍应考虑手术治疗。

2. 病人应禁食,有条件者应插管行胃肠减压,并适当补液。

3. 症状是否改善,主要看呕吐、腹痛、排气、排便等症状。呕吐减轻、阵发性腹痛缓解,为梗阻解除的主要指征。排气和排便,以排气为主,仅有少量排便而腹痛、腹胀不减者,不能说明梗阻缓解。

四、急 性 阑 尾 炎

急性阑尾炎是临床上常见的疾病。轻者只是阑尾本身轻度发炎,称为急性单纯性阑尾炎。其发病多因细小的阑尾管腔被粪便、肠内寄生虫等阻塞,引起管腔狭窄,阻塞不通,阑尾供血不足,管腔内的细菌乘机繁殖,侵入管壁而引起本病。

祖国医学将本病归属于"肠痈"范畴,多由饮食不节,或饭后剧烈运动,或寒热失调,影响胃肠功能,引起湿热积滞,肠腑壅热,气血瘀滞而成。

【临床表现】 起病常在上腹正中或脐周持续性疼痛,继则转移至右下腹,阵发性加剧,伴有恶心,呕吐,腹泻或便秘,体温一般不高,但在炎症发展扩散时,亦可升高。检查可发现右下腹(脐与右髂前上棘连线的外1/3与内2/3交界处)有明显压痛。当阑尾化脓、坏疽时,压痛范围扩大,并可出现腹肌紧张、反跳痛;当炎症波及腰大肌时,腰大肌试验阳性。肛门指诊:在右上方可有触痛,脓腔形成时,可触到痛性包块,腹膜炎时触痛更为明显。不少病人在阑尾穴处可出现压痛。

【治疗方法】

1. 针刺疗法:

主穴:天枢、阑尾穴。

配穴:发热加曲池、合谷;腹痛、腹胀加梁丘、温溜;恶心呕吐加金津、玉液、内关;便秘配支沟、照海;泄泻配上巨虚、大肠俞。

操作:天枢,直刺1~1.5寸,泻法,局部沉重酸胀,阑尾穴,直刺1.5~2寸,泻法,局部酸胀麻感向足背放散;曲池,直刺1~1.5寸,泻法,局部酸麻胀感向手部放散;合谷,直刺1~1.2寸,泻法,麻胀感放散至肘及食指端;梁丘,直刺1~1.5寸,泻法,局部酸胀,并可扩散至膝关节;温溜,直刺1~1.5寸,泻法,局部酸胀;金津、玉液,以三棱针点刺放血;内关,直刺1~1.5寸,局部酸胀;支沟,直刺1~1.5寸,平补平泻,局部酸胀沉重;照海,直刺0.5~0.8寸,补法,局部酸胀;上巨虚,直刺1.5~2.5寸,泻法,酸麻胀感放散至足部;大肠俞,微向脊柱斜刺1.5~2寸,泻法,局部酸胀沉重,有时麻至下肢。

方义：选穴原则为，疏肠通腑，清泄郁热。天枢乃大肠之募穴，阑尾穴为治阑尾炎的经验穴，二穴主要是疏通肠腑，清郁散积，配曲池、合谷以祛散邪热；梁丘、温溜皆为阳明经之郄穴，为治疗急腹症腹痛、腹胀的要穴，能调气活血，血活、气通则痛解；金津、玉液清泄热邪，配内关以和胃降逆止呕吐；支沟为手少阳之经穴，通经络之气滞，配照海养阴生津而治大便秘结；上巨虚是大肠之下合穴，"腑病取合"，配大肠俞调肠道之功能而止泄泻。

2. 耳针疗法：

主穴：阑尾、肠点。

配穴：交感、神门。

操作：每次选 2~3 个穴，强刺激手法，留针 30~60 分钟。

【病例】 安某，男，34 岁，木工。1984 年 11 月 19 日初诊。

患者素有慢性阑尾炎病史，因饱食工作致急性发作，突然上腹部疼痛，伴有恶心呕吐，腹痛逐渐加重，最痛点在右下腹部，右腿弯曲不敢伸直，痛苦表情，呻吟不安，麦氏点压痛阳性，反跳痛阳性，阑尾穴压痛明显，体温 37.3℃，白细胞总数 15 000/微升。诊断为急性阑尾炎。针刺天枢、阑尾穴，配以金津、玉液点刺放血，留针 40 分钟，腹痛减轻；2 小时后疼痛又加重，配以梁丘、温溜，泻法，腹痛明显好转，并加炒盐热敷，第 2 日腹痛消失，自觉上腹胀满，有矢气而未大便，针刺支沟、照海，午后大便 1 次，腹胀大减，喝藕粉半碗，共计针疗 5 次，症状消失，白细胞总数降至 7 000/微升。

【注意事项】

1. 针灸对治疗单纯性急性阑尾炎较为有效，若症状严重，白细胞总数在 20 000 左右，中性白细胞达 90% 以上，则应考虑有阑尾脓肿或穿孔的可能，不能单独依靠针灸治疗，可转外科手术处理。

2. 无合并症的急性单纯性阑尾炎，可给予流质或半流质食物，如病情恶化，须禁食，有严重呕吐、腹泻者，须视情况考虑补液，纠正脱水及酸碱平衡紊乱。

3. 病人需卧床休息，有腹膜炎时，应采取半卧位，放松腹肌。

4. 本病若处理失当，则预后不良，尤以老人、小儿更需注意，治疗过程须严密观察。

五、急性肾绞痛

急性肾绞痛,多因小结石向下移动引起肾盂、输尿管痉挛所致,多发生于一侧,以男性为多见。

祖国医学将本病列入"石淋""砂淋"之范畴,认为本病是由于湿热蕴结,日久成砂石,瘀阻膀胱,排泄失常,气机窒塞不通所致。

【临床表现】 突然发生肾区及腰部刀割样剧烈绞痛,疼痛常呈阵发性,发作可持续几分钟、几十分钟或几小时不等,自肾区向输尿管、外生殖器、大腿内侧放射。常伴有面色苍白,出冷汗,脉细数及恶心呕吐等症状,严重时可出现休克。检查所见:肾区叩击痛,肋脊角压痛,尿检多有血尿。

【治疗方法】

1. 针刺疗法:

主穴:肾俞、三阴交。

配穴:志室、太溪。

操作:肾俞,针尖微斜向脊柱刺入1.5~2.5寸,泻法,局部酸胀沉重;三阴交,直刺1.2~1.5寸,泻法,局部酸麻向足跗放散;志室,直刺1~1.5寸,泻法,局部酸胀沉重;太溪,针尖向外踝前缘方向刺入0.8~1寸,泻法,局部酸麻胀,有时向足底放散。

方义:肾俞为肾脏之背俞穴,配志室能疏泄下焦,通利水道;太溪为足少阴经之原穴,"脏病取原穴";三阴交能治少腹及泌尿系疾患。四穴相配,达到疏泄水道,清利湿热,排石的目的。

2. 水针疗法:

主穴:京门、肾夹脊。

配穴:筑宾、复溜。

操作:每次选1~2个穴。

药物:1%普鲁卡因2毫升,注射前先做过敏试验。

3. 耳针疗法:

主穴:肾、输尿管。

配穴:皮质下、神门、交感。

操作:每次选1~2个穴,强刺激手法,留针30~60分钟。

【病例】 唐某,男,52岁,干部。1982年4月19日初诊。

患者突然出现腰部如刀割样刺痛,不能转侧,疼痛向少腹放散,面色苍白,汗出,翻滚不安,发作可持续半小时,多则2~3小时,时有恶心呕吐,烦躁,尿血,舌淡苔少,脉细数。经某医院摄片检查:输尿管上段有0.5厘米×0.8厘米×0.3厘米的结石,曾服中西医药物效果不显,经针刺肾俞、志室、三阴交,行提插捻转泻法,留针30分钟,疼痛缓解;第2次针后疼痛加重,不能忍受,即于肾俞穴注射1%普鲁卡因2毫升,取耳穴肾、输尿管,强刺激手法,留针40分钟,疼痛稍缓解,后又阵发性疼痛加剧,于晚饭后尿中带血,将石排出。

【注意事项】

1. 应尽快缓解剧烈疼痛,如针刺效果不好,可考虑综合疗法。

2. 疼痛缓解后,应针对病因进行治疗,必要时考虑手术治疗。

3. 本病需与胆石症、急性阑尾炎相鉴别,如尿路有结石,多做跳跃活动,能帮助结石排出。

4. 平时要多饮水,避免过多进食钙质食物,以防止本病复发。

六、急性纤维织炎

急性纤维织炎,亦称"非关节性风湿病"或肌肉"风湿病"。为原因不明的运动系统的肌腱、韧带,或肌纤维组织的病变。

祖国医学认为,本病主要是由风、寒、湿邪侵袭人体肌表、经络,使经脉阻滞不通所致。

【临床表现】 发病较急,主要表现为局部触痛和运动受限。病程久者,休息后反而疼痛加重,活动后可好转。一般好发于颈部、肩背部、腰骶部等处。

【治疗方法】

1. 针灸疗法:

(1)颈部:

主穴:天柱、后溪。

配穴：间使、悬钟。

操作：天柱，直刺 0.5~1 寸，泻法，局部酸胀；后溪，握拳取之，直刺 1~1.5 寸，反复提插、捻转泻法，令病人做转颈动作；间使，直刺 1~1.5 寸，泻法，局部酸胀麻感向上放散；悬钟，直刺 1~1.5 寸，反复提插、捻转泻法，局部酸胀麻，并向上下左右放散，同时令病人做转颈动作。

方义：天柱为足太阳经治疗颈项强痛的要穴，配手太阳经之后溪，具有通经络、调气血、活络止痛的作用；间使为手厥阴之脉所行为经；悬钟属足少阳胆经，乃足三阳之络，髓之会①，针此亦具有祛瘀通痹、舒筋活络之功。

【病例】 马某，男，27 岁，农民。1977 年 5 月 19 日初诊。

患者早上起床后感颈痛不能转动，经按摩好转，次日起床疼痛如故，给予针刺天柱、后溪，立刻痛减，午后又稍加重，配以间使、悬钟，留针 15 分钟，每 5 分钟运针 1 次，令病人配合转颈动作，起针后 2 小时疼痛减轻，颈部活动自如；第 3 日用上穴针 1 次即愈。

(2) 肩部：

主穴：秉风、肩髃。

配穴：曲垣、天髎。

操作：秉风，斜刺 0.8~1 寸，泻法，局部酸胀沉重，肩髃，直刺 1~1.5 寸，泻法，局部酸胀为佳；曲垣，斜刺 0.8~1 寸，泻法，局部酸胀；天髎，直刺 0.8~1 寸，泻法，局部酸胀沉重。留针 30 分钟，每 3~5 分钟运针 1 次。

方义：秉风系治疗网上肌腱炎、肩背酸痛的主穴；肩髃为手阳明、阳跷之会，有活血祛风、除湿散寒之功；曲垣、天髎为局部邻近取穴，疏经活络止痛。

【病例】 尚某，男，30 岁，民兵连长。1976 年 9 月 23 日初诊。

患者因演习投掷右肩扭伤，经治疗已愈，5 日后夜间活动，复发疼痛不能持物，经针刺加灸肩髃、秉风，并配以曲垣、天髎，共针灸 3 次而愈。

(3) 腰骶部：

主穴：夹脊、委中。

配穴：肾俞、关元俞。

---

① 髓之会：原为"髓会绝骨"，据上下文、腧穴别名改。

操作：夹脊，直刺 1~1.5 寸，泻法，麻胀感向下放散；委中，直刺 1~1.5 寸，泻法，酸麻胀感向足部放散。肾俞、关元俞，针尖向脊柱方向斜刺 1.5~2 寸，补法，酸麻感向腿部放散。留针 30 分钟，每 5 分钟运针 1 次。

方义：夹脊为局部取穴，委中为循经取穴，"腰背委中求"，概括说明腰脊疾患取委中，配肾俞、关元俞以补肾壮腰强筋骨，以起扶正祛邪之作用。

【病例】 黄某，男，23 岁。1982 年 6 月 9 日初诊。

患者因参加麦收劳动，第 2 天腰痛不能起床，疼痛不得翻身，起床后稍加活动后能扶床慢慢行走，经某医院诊断为腰肌劳损、腰肌纤维炎，服药效果不明显。给予针刺夹脊、委中，留针 30 分钟，起针后疼痛大减，直腰活动基本正常，次日感腰部板硬，下肢乏力，配肾俞、关元俞，共针 3 次而愈。

2. 穴位注射：

主穴：局部腧穴。

配穴：循经或邻近腧穴。

药物：当归寄生注射液、10%丹参注射液、维生素 B_{12}、维生素 B_1、醋酸泼尼松龙等。

操作：上药任选一种，每次取主穴、配穴各 1~2 个，注入药液的剂量视病情而定，初病每日 1 次，连注 3 次，病情好转后，隔日 1 次，10 次为一疗程。

【病例】 解某，男，40 岁，工人，1980 年 11 月 29 日初诊。

患者素有慢性腰肌劳损病史，加班作业后次日不能起床，活动后稍减，经针灸、服药后病情好转，又改为肾俞、关元俞穴位注射当归寄生注射液，2 次基本痊愈。

【注意事项】

1. 针灸治疗本病，遵循处方配穴的原则，辨证取穴均收到较好的效果。

2. 治疗期间，适当注意休息，局部保暖，防止风寒刺激。

七、急性膝部软组织损伤

膝部软组织损伤，系指膝关节周围的肌腱、韧带、脂肪垫、软骨等组织损伤而言，俗称"伤筋"。多因膝关节过度活动或外伤、劳累等原因引起。临床常见的有两侧副韧带损伤、十字韧带损伤、髌骨下脂肪垫损伤等。

【临床表现】 损伤后,局部肿胀、疼痛,活动痛甚,有压痛,若两侧副韧带损伤,疼痛及压痛在股骨内、外侧踝。检查时,内翻或外翻患膝可出现牵伸痛,若被动运动超过正常内、外翻的范围,则为韧带断裂;若十字韧带损伤,局部虽有肿胀,但因部位较深而无压痛,若断裂,关节腔内可有血肿;若髌骨下脂肪垫劳损,则起病多缓慢,压痛多在髌骨下股四头肌腱(髌韧带)之两侧。急性期不能过度活动,应适当卧床休息。

【治疗方法】

针刺疗法:

主穴:局部围针、膝眼、血海、梁丘。

配穴:邻近取穴、循经远端取穴。

操作:围针旁四中内,旁针斜刺或平刺 1~1.2 寸,中内针直刺 0.3~1 寸(深度视部位而定),提插捻转泻法,局部酸胀;膝眼,从前向后外刺入,或从前内向后外直刺 1.5~2 寸,泻法,局部酸胀,有时向下扩散;血海,直刺 1~2 寸,泻法,局部酸胀,有时向髋部扩散;梁丘,直刺 1~1.5 寸,泻法,局部酸胀,并可扩散至膝关节。留针 30~60 分钟,每 5 分钟行针 1 次。

方义:围针主要是活血祛瘀,舒筋活络;血海清热消肿止痛;梁丘乃足阳明经之郄穴,配膝眼以通经活络;邻近或循经远端取穴,以通调经脉,调和气血,导滞散瘀,消肿止痛。

【病例】 韩某,男,23 岁,体育学院学生。1983 年 6 月 10 日初诊。

因体育活动不慎,撞伤右膝,经 X 线摄片检查无异常变化,膝眼外下方压痛明显,稍活动则牵引疼痛,曾服跌打丸、洗药热敷外洗,活动仍痛,给予局部围针,针刺血海、膝眼、梁丘,留针 30 分钟,加艾重灸红润为度,共治疗 3 次,活动疼痛基本消失。

【注意事项】

1. 急性膝部软组织损伤,必须与急性风湿热相鉴别。髌骨下脂肪垫劳损的压痛部位和半月板撕裂很相似,必须根据病史、半月板试验和 X 线摄片等加以鉴别。

2. 针灸治疗急性膝部软组织损伤,除韧带撕裂骨折外,有一定疗效。但必须严格遵守技术操作规程,才能取得较好的效果。

八、急性踝部软组织损伤

急性踝部软组织损伤,系指踝关节韧带扭伤或断裂而言,因足踝过度向内、外翻转或撞伤所致。其中以外踝部韧带扭伤较为多见。

【临床表现】 局部肿胀、疼痛,活动时尤甚,步行困难,损伤部位出现压痛。如外踝部韧带损伤,则足内翻动作时疼痛明显;若是内踝部韧带损伤,则足外翻动作时疼痛明显。如果韧带断裂,则可有内、外翻畸形,检查时可见踝关节内、外翻超过正常范围,并常有明显血肿。

【治疗方法】

1. 针灸疗法:

主穴:局部围针。

配穴:悬钟、三阴交。

操作:先刺围针旁四中内一,旁针斜刺或平刺0.5～1寸,中内针直刺0.3～1寸(深度视部位而定),泻法,均以局部热胀为度,病变在足外侧者配悬钟,直刺1～1.5寸,泻法,针感放散至损伤部位为佳;病变在足内侧者配三阴交,直刺1～1.5寸,泻法,针感放散至损伤部位为佳。起针后局部熏灸20～30分钟。

方义:施治原则为,活血化瘀,舒筋活络。局部围针及邻近取穴,调经脉,通气血达到气行血行,祛瘀消肿之目的。

2. 刺络拔罐疗法:受伤部位以梅花针叩打微微见血,然后拔罐5～10分钟,起罐后涂以稀碘酊并用纱布敷盖,以防感染。

【病例】

1. 孙某,男,42岁,农民。1976年5月5日初诊。

担肥上山,不慎扭伤右足,不能行走,疼痛以外踝部为重,足内翻时痛甚,无明显畸形。给予围针配绝骨,并用樟木煎水外洗,治疗1次,次日疼痛明显减轻,可下床活动,但不能久立。按上方治疗3次而愈。

2. 温某,男,23岁,学生。1983年3月17日初诊。

打篮球时不慎扭伤右足外踝,疼痛较重,不能行走,局部肿胀隆起,曾做X

线摄片检查,无骨折及脱位。经围针加灸,配绝骨,效果不明显。后改为刺络拔罐疗法,共治疗 4 次(围针加灸与刺络拔罐各 2 次)而愈。

【注意事项】

1. 针灸疗法以扭、挫伤为宜,若韧带断裂应由外科处理。

2. 在急性肿胀期要适当休息,防止过度活动,待肿胀消失后可加强功能锻炼。

九、急性腰扭伤

急性腰扭伤一般称"闪腰",是活动时姿势不正,用力失去平衡所致,如负重过度,剧烈运动,弯腰取物,或外力撞击等。局部不同程度的撕裂伤或肌腱韧带断裂、腰椎间盘突出,甚至脊椎骨折、脱位,有时也可伴有小血管破裂,特别是在挫伤时更为常见。

【临床表现】 受伤部位一侧或两侧疼痛,静止时疼痛较轻,腰活动受限,咳嗽、喷嚏时掣痛较甚。检查:局部肌肉紧张,压痛及牵引痛明显,无震动痛;若为挫伤,可见血块。

【治疗方法】

1. 针刺疗法:

主穴:局部围针、人中、后溪、委中。

配穴:申脉、然谷、腨下三针,刺血络、拔火罐。

操作:① 针刺法:局部围针旁四中内一,旁针直刺皮下后再向脊柱斜刺 1~1.5 寸,中内针直刺 0.5~0.8 寸,泻法,局部酸胀沉重为佳,留针 30 分钟,每 3 分钟行针 1 次,起针后加艾灸以红润为度;人中,向鼻中隔斜刺 0.5~0.8 寸,持续捻转泻法,局部灼热痛为度,两目流泪效果更佳;后溪,握拳取之,直刺 1.2~1.5 寸,泻法,行针时,令病人活动腰部,反复施行 3~5 次;委中,直刺 1.2~1.5 寸,泻法,麻感放散至足跟部。② 刺络法:局部以梅花针叩打微微出血,随即拔火罐;委中浮络点刺放血,先呈浊色后赤色为度;然后取申脉,直刺 0.8~1 寸,泻法,局部酸胀为佳;然谷,直刺 1~1.2 寸,泻法,局部热痛胀感。上二法不愈者,可针腨下三针(腨内三针即大钟、复溜、筑宾;腨外三针即飞扬、跗阳、昆仑),均双取,先阳后阴。飞扬,直刺1.2~1.5寸,泻法,局部酸麻胀感上下放散;跗阳,直刺0.8~1.5寸,泻法,局部酸麻胀感上下放散;昆仑,针尖向内踝直刺0.5~1寸,泻法,局部酸麻,有时放散至足小趾或足心;大钟,直刺0.8~1寸,泻法,局部酸胀;复溜,直刺1~1.5寸,泻法,局部沉重酸胀或麻,并上下放散;筑宾,直刺1.2~1.5寸,泻法,酸麻感放散至足跟,留针时感觉沉重为度。

方义:施治原则为活血化瘀,疏经活络。局部围针或刺络放血皆以通经脉,行气活血,祛瘀导滞为目的;人中、后溪、申脉通调督脉之气;委中、然谷通调表里之经气,活血化瘀。

2. 耳针疗法:

主穴:腰椎、背。

配穴:局部肿胀痛甚者,加皮质下、神门。

操作:以毫针刺腰椎点,捻转手法以热痛为度,反复捻转3~5次,然后再针肾点,间歇捻转以胀痛为度。腰痛减者,可用皮内针埋藏以巩固疗效。

【病例】

1. 解某,男,34岁,建筑工人。1984年10月8日初诊。

安置水泥板用力不当,致腰部扭伤,疼痛不敢活动,休息片刻疼痛减轻,午休后不能起床,强行活动则呻吟疼痛,慢慢活动起立后,弯腰时疼痛以左侧为重。经X线摄片检查:腰椎无明显异常,骨科诊断为"软组织损伤"。给予跌打丸,第2天疼痛如故。经围针、人中、后溪、委中针刺治疗,针完后溪病人能直腰,活动时痛减;又局部加灸,后针委中,行走几步除感腰部板硬外,疼痛明显好转。每日1次,连针3次,活动基本自如,休息1天后,上班工作。

2. 宋某,男,27岁,农民。1977年9月14日就诊。

挖河锄泥,用力举锨向高处抛上,闪腰岔气,疼痛如针刺钉滞状,保健医生按摩1次,仍疼痛不能翻身,活动或咳嗽时疼痛难忍。经X线摄片检查,腰椎间隙正常。按之右侧(气海俞处)肌紧张,压痛明显。经用泼尼松龙加2%普鲁卡因局部封闭1次,当时痛轻,4小时后活动、咳嗽仍掣痛难忍,经围针及针刺人中、后溪、委中,疼痛稍减。后采用局部刺络放血、拔火罐疗法,配腨内、外三针,2小时后疼痛大减,共针2次即愈。为巩固疗效,以皮内针在耳穴腰椎、肾区埋藏1次。

【注意事项】

1. 针灸治疗急性腰扭伤,除腰椎间盘突出、骨折、脱位、肌腱韧带严重断裂等症外,一般局部软组织损伤均可收到较好的疗效。

2. 摄片检查,明确诊断,对症治疗,必要时配合中西医药物综合治疗。

3. 严格掌握针灸操作,细心体会观察,充分发挥针灸的治疗作用。

十、急性肋软骨炎

肋软骨炎,是一种原因不明的肋软骨隆肿。本病最早称为"泰齐氏综合征",是原因不明的肋软骨肿痛之笼统诊断,可能包括"肋软骨炎、非化脓性肋软骨炎、一过性胸肋关节滑膜炎"等,临床表现症状相类似。

祖国医学将本病归属于"痹证"之范畴,是由风寒湿邪入侵所致,证见肋软骨隆起肿痛,活动痛甚,有的由急性转入慢性而经久不愈。

【临床表现】 发病部位多见于2、3肋软骨,先感患部疼痛,二三日后发现肿胀,疼痛于数日内达到高峰,呈酸痛或刺痛,深呼吸及上肢运动时疼痛加重。部分病人疼痛剧烈时,可沿肋间放射至胸部或背部,咳嗽时疼痛加剧,局部压痛明显。

【治疗方法】

1. 针灸疗法:

主穴:内关、阿是穴。

配穴:足三里、三阴交。

操作:内关,直刺1~1.5寸,泻法,局部酸胀麻感传至病处为佳;阿是穴沿皮平刺,捻转泻法至局部酸胀沉重,针后局部加灸20分钟;足三里,直刺1.5~2寸,泻法,局部麻胀,向下放散至足背;三阴交,直刺1~1.5寸,泻法,局部胀麻感向下传导。留针30分钟,每日1次。

方义:内关宽胸理气,活血除痹;阿是穴乃局部疏理经络;足三里、三阴交皆经脉所过,刺之以行气活血止痛。

2. 穴位注射:

取穴:阿是穴。

药物：泼尼松龙、2%普鲁卡因、当归注射液、丹参注射液。

操作：泼尼松龙 1 毫升、2%普鲁卡因 2 毫升，局部注射。当归、丹参注射液各 3~5 毫升，隔日 1 次，6 次为一疗程。

【病例】 庞某，男，48 岁，工人。1984 年 3 月 26 日初诊。

患者因盖房打地基，劳累过度，复加外感风寒，致胸部 2、3 肋软骨处红肿疼痛，以右侧为重，上肢运动时疼痛加剧，咳嗽、深呼吸时牵引抽痛，不敢打喷嚏，平卧时不能自行坐起。X 线摄片检查，心肺正常。检查第 2、3 肋软骨压痛明显。诊断为急性肋软骨炎。针刺内关、阿是穴及穴位注射交替治疗，3 次疼痛大减，5 次疼痛基本消失。

【注意事项】

1. 急性红肿疼痛期应卧床休息，减少上肢负重运动。

2. 胸部穴位注射宜平刺、浅刺，以防刺入胸腔。

3. 局部加热敷或红外线照射。

十一、急性脊髓震荡

急性脊髓震荡，是外伤后立即表现脊髓休克，即病变水平以下的弛缓性瘫痪，脊髓在形态学上无明显改变，可能为短时的水肿。经数日、数周或数月后，症状逐渐好转或消失，一般无后遗症。

【临床表现】 外伤后，出现肢体运动、感觉、反射障碍等改变，有时可出现括约肌功能障碍，即大小便失禁等。

【治疗方法】

1. 针刺疗法：

主穴：后溪、绝骨。

配穴：肾俞、委中。

操作：后溪，握拳取之，直刺 1~1.5 寸，慢捻转、提插先泻后补，局部酸痛热胀，向颈部放射为佳；绝骨，直刺 1.2~1.5 寸，平补平泻，局部酸胀，针后加灸至局部红润为度；肾俞，针尖斜向脊柱方向刺入 1.5~2 寸，先泻后补，局部酸胀沉重，有时向下放散；委中，直刺 1.2~1.5 寸，泻法，酸麻感向足放散。病重者针感反应迟钝,症状好转者较明显。

方义:后溪为手太阳之脉,所注为输,八脉交会穴之一,通于督脉,配以绝骨,属于足少阳胆经,足三阳之络,"髓病取绝骨",肾俞属足太阳膀胱经,经气所转输之处,能壮腰强肾、益精髓,配委中调和腰背之经气,疏通下焦,活血通络。

2. 穴位注射:

主穴:天柱、夹脊。

配穴:秩边、阳陵泉。

药物:三磷腺苷 20 毫克,维生素 B_{12} 250 微克。

操作:局部常规消毒,第 1 日先注射主穴,第 2 日注射配穴,两组穴位交替注射,每日 1 次,12 次为一疗程。

【病例】 贾某,男,27 岁,建筑工人。1985 年 2 月 10 日初诊。

患者因修建屋顶,泥盒掉下砸于背部,当时感觉胁、腹串痛不能动转,蹲坐起立两下肢不能站立行动,经 X 线摄片,示脊柱无明显改变。检查:患者神志清楚,腱反射亢进,深、浅感觉减退,肌力"Ⅰ"级,舌淡红,苔少,脉弦细,下肢皮温低,胸$_{12}$~腰$_3$ 有压痛,诊断为急性脊髓震荡。给予针刺后溪、绝骨、肾俞(针后加灸)、委中,行先泻后补手法,并配以天柱、胸$_{12}$、腰$_2$ 夹脊穴位注射三磷腺苷 20 毫克、维生素 B_{12} 250 微克,3 次下肢已能微微活动,5 次下肢能抬举,6 次后能扶床行走,12 次活动基本自如,生活能自理。

【注意事项】

1. 针灸治疗本病有促进其功能恢复的作用,病情重者可采取综合疗法。

2. 在治疗过程中,患者应卧床休息,同时加强护理,防止压疮的发生。

3. 加强功能锻炼,防止肌肉萎缩,可帮助肢体运动并行按摩治疗。

十二、急性前列腺炎

急性前列腺炎常因上呼吸道感染、过劳、损伤、手淫、尿潴留所诱发。其感染途径有血行感染、尿路感染和淋巴道感染。

祖国医学认为,本病多因素体虚弱,肾气不足,或因嗜食醇酒和膏粱厚味,致气血凝滞,湿热内蕴,又因房事不节,肾阴亏耗,阴损及阳,而使肾阴阳失调,导致本病的发生。

【临床表现】 尿频、尿急、尿痛,终末血尿,腰骶部及会阴区、大腿内侧有不适感觉,甚至疼痛,有时可牵及到耻骨上区及阴茎、睾丸等处,疼痛多为坠胀、刺痛。

【治疗方法】

1. 针刺疗法:

主穴:膀胱俞、中极、然谷。

配穴:关元、三阴交、行间、梁丘、金门。

操作:膀胱俞,直刺 0.8~1.2 寸,泻法,局部酸胀沉重;中极,向下斜刺 1.2~1.5 寸,泻法,局部沉重酸胀,有时放散至阴部;然谷,直刺 1~1.5 寸,泻法,局部酸麻热痛;关元,直刺 1~1.5 寸,平补平泻,局部仅有沉重胀感;三阴交,直刺 1~1.5 寸,泻法,局部酸胀麻,有时向足内踝放散;行间,向上斜刺 0.5~1 寸,泻法,局部酸胀微痛;梁丘,直刺 1~1.5 寸,泻法,局部酸胀,并可扩散至膝关节;金门,直刺 0.3~0.5 寸,泻法,局部酸胀。针刺顺序先上后下,留针 30~60 分钟,每 5 分钟大幅度提插、捻转 1 次,足部腧穴产生热胀痛为佳。起针先起上部,后将足部腧穴反复提插捻转 2 分钟再起针。

方义:施治原则为行气活血化瘀,清利湿热,疏经活络,利水培元,以使瘀祛滞消,肿消痛止。膀胱俞为足太阳膀胱经之背俞穴,中极系膀胱之募穴,配关元、然谷利水培元,清利湿热;三阴交调三阴经之气;行间为足厥阴之脉所溜为荥,肝经环绕阴器,故有清热消肿止痛之功;梁丘为足阳阴之郄穴,以调理气血;金门乃足太阳之郄穴,以舒筋活络。

2. 挑治疗法:在骶部及腹股沟处可有散在的紫色丘疹如米粒大,有的呈瘀血点,在此反应点上常规消毒后,挑至微微见血,涂以龙胆紫药水。挑后,针刺此点经脉下端之井穴,捻转 1 分钟。

【病例】

1. 孟某,男,38 岁,业务员。1982 年 8 月 24 日就诊。

乘车汗出当风,发热,恶寒,咳嗽。服桑菊感冒片、安乃近,汗出热退,轻微恶寒,尿赤、尿痛、尿频、尿急,腰骶部有钉滞样刺痛,大腿内侧及腹股沟处抽痛不适,舌质红,苔黄腻,脉弦细略数。诊断为淋证。针刺膀胱俞、中极、然谷,疼痛大减,配以土霉素 0.5 毫克,每日 3 次。第 2 日尿掣痛,腹股沟与睾丸坠痛,上方加电针三阴交、行间,针后痛减,尿道口有分泌物,小便时会阴部坠痛,小便如浓茶,共针 3 次,症状基本消失。

2. 贾某,男,42 岁,泥瓦工。1984 年 9 月 25 日初诊。

患者素有慢性前列腺炎病史,2 周来工作劳累,出汗过多,尿频、尿急、尿痛加剧,尿终末带血,曾用红小豆及大、小蓟煎汤服用后疼痛稍减,又服苦菜根、白茅根,血尿减少,给予针刺膀胱俞、中极、然谷,立见效,采用挑治疗法,在小肠俞、腰俞及腹股沟气冲之散在赤色瘀血点处挑刺后,并在反应点经线足太阳膀胱经之金门、足阳明胃经之梁丘行提插捻转泻法,共针 3 次,症状明显减轻。

【注意事项】

1. 针灸治疗急性前列腺炎有一定疗效,如有高热寒战,当考虑综合疗法。

2. 挑治疗法要严格操作,注意消毒,以防感染。

十 三、急 性 尿 潴 留

尿潴留,是指膀胱内有尿,但不能随意排出。因中枢神经或周围神经损伤所致者,称为神经性尿潴留;因尿道前列腺或肛门处疼痛或淋病引起的,称为反射性尿潴留;因脊柱损伤、尿道狭窄、结石、机械性压迫,或前列腺肥大、尿道周围脓肿引起的,称为机械性尿潴留。

祖国医学将尿潴留称为"癃闭"。多因下焦湿热,膀胱气化受阻,而致小便闭结。也有因久病体虚,肾气衰弱,使膀胱气化无权而尿闭。若延误治疗,则浊阴上泛或阴虚阳亢而出现神志不清的症状。

【临床表现】 下腹部胀满隆起,膀胱充盈,欲尿而不能排出,并可有阵发性收缩疼痛,按之有波动感,叩诊呈浊音;若膀胱麻痹或中枢神经损伤时,患者没有或有轻微的自觉症状。

【治疗方法】

1. 针刺疗法:

主穴:水道透中极、关元、三阴交、气海。

配穴：膀胱俞、委阳、金门、箕门。

操作：令患者仰卧,持3寸长毫针从水道穴沿皮呈25°刺入,逐渐至肌层到达中极穴,患者感觉阴部有酸胀感,或小腹部有沉重感,继则徐徐提插,微微捻转,如有尿意可停针,休息片刻;如尿量极少,关元,直刺1.2寸,捻转补法,局部酸胀,并可放散至外生殖器;三阴交,直刺1.2~1.5寸,补法,酸胀感可扩散至膝关节或股内侧;气海,向下斜刺1.5~2寸,补法,局部酸胀,并可向外生殖器放散。水道透中极手法操作,一般在留针15~30分钟过程中,行施3次,重者5次。如尿量少或排出慢者,可如膀胱俞,直刺0.8~1.2寸,平补平泻,局部酸胀;委阳,直刺1~1.5寸,平补平泻,酸胀感向大腿内侧放散;金门,直刺0.3~0.5寸,平补平泻,局部酸胀;箕门,直刺0.5~1寸,平补平泻,局部酸胀。

方义：施治原则为,调节膀胱之气,疏通水道。中极为膀胱之募穴,经气聚集之处,调理该穴之经气以利水道;补气海、关元壮下焦,以增强膀胱气化之功能;膀胱俞为经气转输之处,委阳为三焦之下合穴,均能调节水道,行膀胱之气化之功能;三阴交通调三阴经气以运行下焦;金门为足太阳膀胱经之郄穴,有舒筋活络之功;箕门有清湿热、调水道的作用。

2. 电针疗法：

主穴：水道透曲骨。

配穴：膀胱俞、中极。

操作：先用主穴,效果不明显者可配募俞,主穴与配穴可用高频脉冲电,双水道斜内进针刺达膀胱壁,以勿刺透为度,以较强脉冲电刺激,往往收到较好的疗效。

【病例】

1. 刘某,男,48岁,工人。1976年11月28日初诊。

患者在唐山地震时,腰及下肢被压伤,两天半无小便,导尿2次,服中西药后仍小便不通,下腹部膨胀,脉弦数无力,体温37.2℃,血压130/85毫米汞柱,诊断为尿闭,膀胱气化功能失调。给予针刺水道透中极,泻法;三阴交平补平泻。10分钟后有尿意并排出七八滴尿,30分钟后用力排出十几滴,1小时后下腹部加压排出30毫升之多。后用酒炒王不留行热敷下腹部,膀胱俞拔火罐,又针水道透中极 1 次,留针 30 分钟,自动排尿约 300 毫升,又按摩箕门穴,针 4 次,小便基本恢复正常。

2. 郭某,男,58 岁,工人。1976 年 11 月 28 日初诊。

患者于地震时股骨颈骨折,术后 2 日未小便,腹部膨胀,欲尿不能排出,呻吟不安,导尿 3 次,仍小便不利,舌淡,苔黄腻,脉弦滑,体温 37℃,血压 150/90 毫米汞柱,此为湿热蕴结,脉络瘀阻,膀胱通调失司而致尿闭。先给予针刺,效果不明显,改为电针水道透曲骨,以较强的电流量刺激 10 分钟,小便排出约 20 毫升,15 分钟排出 100 毫升;重泻三阴交通调三阴经脉,2 小时自动排尿 200 毫升,共电针 5 次,小便如常。

【注意事项】

1. 针灸治疗尿潴留有一定疗效,但必须查明原因,审因论治。

2. 尿潴留当膀胱充盈时,针刺下腹部诸穴应斜刺,切勿刺伤膀胱。

3. 病情危重,针灸治疗效果不明显者,可配合中西医药物综合疗法。

十四、急性尿路感染

急性尿路感染,多系大肠杆菌侵犯尿路,引起尿道、膀胱、输尿管、肾盂和肾脏发炎所致。细菌侵入途径,主要有上行性感染及血源性感染与淋巴管感染。临床上以膀胱炎、肾盂肾炎为多见,女性发病率较高。

祖国医学认为,肾虚,湿热蕴于下焦,膀胱气化失常为本病的主要原因。根据其症状表现属于"淋病"范围。肾与膀胱相表里,二者可以互相影响。由于肾虚不能制水,肾与膀胱之郁热不化,导致本病的发生。

【临床表现】 若单有尿频、尿急、尿痛者,为急性尿道炎;若伴有少腹胀痛,膀胱区有压痛者,为急性膀胱炎;若伴有寒战,高热,腰痛,肾区有叩痛者,为急性肾盂肾炎。尿检有大量脓细胞,可有大量红细胞甚至血尿,尿培养可找到致病菌。血液中白细胞计数可增高。

【治疗方法】

1. 针刺疗法:

主穴:① 组:肾俞、京门、然谷、膀胱俞。② 组:水道透中极、金门。

配穴：小肠俞、曲泉、三阴交。

操作：每次取一组穴，上、下午交替针刺。肾俞，直刺1.2~1.5寸，补法，腰部酸胀，或有麻电感向臀部及下肢扩散；京门，向内斜刺1~1.2寸，泻法，局部有胀感；然谷，直刺0.8~1.2寸，泻法，局部酸胀，有时麻胀至足底；膀胱俞，直刺1~1.5寸，平补平泻，局部酸胀，有时可向臀部放散。水道透中极，斜刺1.5~2寸，泻法，阴部酸胀或小腹有沉重感；金门，直刺0.5~1寸，泻法，局部酸胀；小肠俞，直刺1~1.5寸，平补乎泻，局部酸胀；曲泉，直刺1.5寸，泻法，局部酸胀；三阴交，直刺1.5~2寸，泻法，酸胀感可放散至膝关节或股内侧。恢复期可用补法，初期则行泻法，留针30~60分钟，每10分钟行紧提慢按运针1~3分钟。

方义：施治原则为疏导膀胱气化，清利下焦湿热。肾俞系肾脏之背俞穴，京门为肾之募穴，可调节肾气，通利水道。膀胱俞为膀胱之背俞穴，中极乃膀胱之募穴，配以然谷、三明交、水道、金门，主要清利肾与膀胱湿热之邪，通利下焦的气化。小肠俞为足太阳膀胱经穴、小肠之背俞穴，曲泉为足厥阴之合穴，二穴具有清利下焦的作用。

2. 挑治疗法：

（1）压痛及反应点：除膀胱区压痛，肾区叩击痛以外，凡肾盂肾炎患者，在魄户、膈俞均有不同程度的压痛，腰骶部及少腹部有散在的小红丘疹。

（2）操作：压痛点，反应点，毫针刺，行捻转泻法；红丘疹，以三棱针挑刺后涂以龙胆紫药水，敷盖小方块纱布以防感染。

【病例】

1. 解某，女，54岁，农妇。1975年9月18日初诊。

因摘棉花劳累过度，汗出过多，腰部酸痛，夜间出现尿涩痛，尿频、尿急，少腹坠痛，一夜小便十余次之多，苔黄腻，脉右濡数左弦滑，肾区叩击微痛，膀胱俞压痛。尿检：红细胞（+++），白细胞（+++），脓细胞（+++），上皮细胞少许。诊断为尿路感染，服呋喃坦啶、抗生素等药物后，症状略减轻。近3日来感下腹重坠，尿痛加剧，腰骶部酸痛加重，给予针刺①组和②组腧穴后，10小时内症状明显减轻，又10小时后症状如故，加用高频脉冲电，留针30分钟，共针3次症状基本消失，尿检正常。

2. 宋某,女,36岁,工人。1981年元月20日初诊。

患者素有尿路感染病史,经常发作,曾多次应用抗生素、呋喃咀啶等药物治疗好转。因其父突然患心肌梗死去世,哭啼二夜未眠,胃呆纳少,动则心悸,汗出气短,下腹部胀痛,小便频数,尿急,尿痛带血,腰骶部及少腹部时有下坠感,有时抽痛,舌红赤,苔黄腻,脉滑数。尿检:常规检查有不同程度的蛋白、红细胞、白细胞,尿培养有大肠杆菌等,诊为尿路感染,辨证为肝脾湿热。以上两组穴加小肠俞、曲泉、三阴交,单行针刺,行紧提慢插泻法,次日症状即好转。在左右小肠俞之间有散在瘀血点,按之不褪色,经挑治疗法2次,腰骶部及少腹下坠、抽痛消失,尿急、尿痛明显好转,小便有时热痛,除用上穴针刺外,加淡竹叶、甘草梢各9克,代茶饮用,3日后症状消失,尿检正常。

【注意事项】

1. 针灸治疗本病有一定疗效,可改善尿路刺激症状。治疗期间要多饮开水,但慢性肾盂肾炎发展到肾脏排泄功能不全时,饮水量需适当掌握。

2. 妇女应重视经期、产期及妊娠期生殖道卫生,婴儿应勤换尿布,以防泌尿道感染。

3. 高热不退时,当考虑中西医综合治疗。

十五、急性荨麻疹

荨麻疹俗称"风疹块"。主要是过敏反应,如饮食虾蟹、杨梅,服用磺胺类药物、抗生素、血清制品,以及肠道蛔虫等胃肠疾患、菌血症等,致使皮肤毛细血管扩张及渗出性突然增加,所引起的红斑性水肿样风团。

祖国医学称本病为"瘾疹",认为肌表卫气虚弱,劳汗当风,或风寒、风热、风湿之邪侵入肌肤,引起风疹块。

【临床表现】 发病急骤,皮肤突然出现大小不等、形状各异的风团,呈鲜红色或苍白色,剧烈瘙痒。根据临床辨证,皮疹色红,舌质红,苔少,脉浮数者,属风热;若皮疹色白或微红,舌淡润,苔薄白腻,脉浮缓,兼有身重者,属风湿。

【治疗方法】

1. 针刺疗法：

主穴：曲池、血海、风门、足三里、三阴交。

配穴：大椎、阴陵泉。

操作：曲池，直刺 1.2~1.5 寸，提插捻转泻法，局部胀麻向食指放散；血海，直刺 0.8~1.2 寸，捻转泻法，局部酸胀为主；风门，针尖斜向脊柱刺入 1~1.2 寸，捻转泻法，局部酸胀；足三里，直刺 1.5~2 寸，先泻后补，局部酸麻胀沉重，有时向足背放散，若有腹痛，针感传至腹部为佳；三阴交，直刺 1~1.5 寸，平补平泻，局部酸胀麻至上下各 5 厘米左右；大椎，直刺 0.5~0.8 寸，捻转泻法，局部沉重，如发热，以三棱针放血 5~7 滴；阴陵泉，直刺 1.2~1.5 寸，泻法，局部麻胀沉重，有时放散至腨部。留针 30~60 分钟。

方义：血海、风门、三阴交、大椎，疏风活血；曲池、足三里、阴陵泉，皆为"合穴"，疗脾胃肠道之疾，并有清热利湿、止痒之功。

2. 耳针疗法：

主穴：过敏点（平耳轮结节突起处之内侧的耳舟部）、肾上腺。

配穴：风热者加肺点、热点（与对耳轮上脚内侧缘同一直线的对耳轮部），风湿者加脾点，痒甚加神门点。

操作：上述穴位中强刺激，留针 60 分钟，每 10 分钟运针 1~3 分钟。

【病例】

1. 刘某，男，58 岁，医生。1976 年 5 月 20 日初诊。

因吃虾蟹过敏，腹痛干哕，腹泻，皮肤突然起大小不等、形状不同的风团，遍身瘙痒。急症室给脱敏药物，症状稍好转，但仍阵阵腹痛，胸闷气短，给予上方体针加耳针 1 次，病情明显好转，共针 2 次，皮内针在耳穴埋藏 1 次而愈。

2. 任某，男，32 岁，自行车修理工。1978 年 8 月 28 日初诊。

患者素有慢性荨麻疹病史，每月发作 3~4 次，发病时恶心呕吐，腹痛，欲便而不便，全身出现风疹块，瘙痒难忍。此次发作胸闷、心慌、憋气，呼吸困难。急症室处理按一般慢性荨麻疹的治疗方法，经用扑尔敏、苯海拉明，好转 1 天，次日又加重，两眼睑肿起，体温 38℃，舌质红，苔黄腻，脉浮弦而数，全身散见大小不等的风疹块。辨证分析：本病发病急骤，主要是风邪为患，"风者，善行而数变"。红斑、瘙痒多因风热之邪侵犯营血,故呈红斑;风热化燥,湿邪留恋则瘙痒;风疹块皮色不变,常因风湿之邪侵犯肺卫之故;风疹块水肿样,系风湿之邪久蓄肌腠皮毛,内不得吸收,外不得宣泄,轻者虚浮,重者湿肿。苔黄腻为湿热内蓄;脉浮主表,脉弦主肝风,数为有热象。脉证合参,反复发作,当以针刺疗法加中药治疗,法当疏风、宣肺、活血。以生地15克,防风9克,元参15克,蝉衣、连翘、黄芩、石斛、麦冬、桑白皮、红花各9克,甘草3克,水煎服。共治疗5次,配合中药5剂,一年未复发。

【注意事项】

1. 若本病出现过敏性休克状态,应采取中西医综合治疗。

2. 针灸治疗本病,必须寻找过敏原,进行病因治疗。

妇 科 急 症

一、痛 经

痛经是指在行经前后或行经期间下腹部剧痛而言(不包括轻微胀痛)。其病常与生殖器官局部病变、内分泌、神经、精神因素等有关。

祖国医学认为,本病多由于血瘀或寒凝,以致气血运行不畅,脉络阻滞不通而致疼痛。经前疼痛多属气滞血瘀,经后疼痛多属虚寒。

【临床表现】 行经前后或行经期间,少腹疼痛较甚。若经前疼痛,由气滞血瘀所致者,常伴有胸胁两乳胀痛,经行不畅,经色紫暗或有块,舌暗红,苔微黄,脉沉弦等;若经后疼痛由虚寒引起者,常伴有面色苍白,神倦纳呆,形寒怯冷,腹痛得热则舒,月经色淡,量少质清,舌质淡,脉虚细。

【治疗方法】

1. 针灸疗法:

主穴:关元、归来、三阴交。

配穴:气海、大横、太冲。

操作:关元,向下斜刺1.5~2寸,气滞血瘀者用泻法,虚寒引起者,平补平泻、针后加灸，局部酸胀，有时可向外生殖器放散；归来，直刺1.2~1.5寸，手法同上，下腹部酸胀，有时向小腹及外生殖器放散；三阴交，直刺1.5~2寸，手法同上，局部胀麻向足内侧放射；气海，向下斜刺2~3寸，手法同上，局部酸胀，并可向外生殖器扩散；大横，直刺1~1.5寸，手法同上，重灸，局部酸胀，并可向腹部扩散；太冲，斜刺1~1.5寸，泻法（主要用于气滞血瘀型），局部麻电感向足底放散。

方义：施治原则为调理冲任，疏通胞络。关元、气海是任脉经穴，归来系足阳明胃经穴，可通调冲任脉气；三阴交、大横乃足太阴脾经穴，调经而通行血气；太冲为足厥阴经之俞穴，以疏肝理气，行瘀止痛。

2. 耳针疗法：

主穴：内分泌、卵巢过敏点、神门。

配穴：皮质下、肾、子宫。

操作：① 疼痛时用捻转泻法，较强刺激，间歇运针至疼痛缓解。② 疼痛缓解后皮内针耳穴埋藏。

【病例】

1. 孙某，女，24岁，未婚，学生。1976年10月15日初诊。

患者痛经3年，经前1~2日头痛，胸胁及两乳胀痛，胃脘不适，纳少，睡眠欠佳，因每次经前恐惧，经常服镇静药。少腹初痛时阵阵有抽掣膨胀感样绞痛，继则加剧，踡卧不敢呼吸，绞痛气上冲，有恶心感，甚则昏厥，不省人事，头汗出，面色㿠白，注射止痛针缓解，舌质黯，苔少，脉弦。证属气滞血瘀型。针刺关元、归来、三阴交、太冲，每日1次，12次后隔日1次至行经前。第1个月疼痛大减，仅感小腹微微胀痛，腰酸无力，连续针治3个月，配合耳针、皮内针埋藏2个月，半年后随访，经期再未腹痛。

2. 刘某，女，20岁，未婚，农民。1981年12月3日初诊。

患者素体虚弱，16岁月经来潮，量少，色淡，痛经2年，经后痛，重则呈绞榨样剧痛，得温则舒，痛剧服索密痛片缓解，但胃部不适，纳少，痛时喝红糖姜水亦减轻，舌质淡，苔少，脉虚细。证属虚寒型，取气海、关元、归来、三阴交、大横，针后加艾条灸，经前经后各针6次，配合耳穴皮内针埋藏，平时用炒盐热敷脐及小腹，共治疗3个月痛经已愈。

【注意事项】

1. 引起痛经的原因甚多,须做妇科检查,明确诊断,针对病因进行治疗。

2. 针灸治疗本病,镇痛效果较好,按上方针灸,12次为一疗程,第1疗程每日1次,第2疗程隔日1次。

3. 经期注意饮食卫生,注意休息,勿行体力劳动。

二、难　产

难产者一般为初产妇,由于羊水早破,而腹压阵痛不紧,故不能顺利分娩。因子宫畸形、骨盆狭窄引起的滞产应做其他处理。

祖国医学认为,本病多由精神紧张,或下血过多,气血不足所引起。应用针刺调补气血,加快第一产程(自分娩开始至宫口完全开张这一阶段)的进展。

【治疗方法】

1. 针灸疗法:

主穴:合谷、三阴交。

配穴:上髎、次髎、肩井、气海。

操作:合谷,直刺1.2~1.5寸,补法,局部酸麻胀感放散至食指端;三阴交,直刺1.5~2寸,泻法,酸胀麻感放散至足内踝;上髎、次髎,直刺0.8~1.2寸,泻法,局部沉重胀感;肩井,直刺0.5~0.8寸,勿深刺,泻法,局部酸胀沉重;气海,胎下艾灸30分钟。

方义:合谷为手阳明经之原穴、属气,三阴交为足三阴经之会穴、属血,补合谷泻三阴交有补气、调血、下胎的作用;上髎、次髎乃足太阳经之穴,配合气海加灸,有补气血、壮下元、健运胞宫之功;肩井为足少阳经穴,能行气引胎下行。

【病例】

1. 冯某,女,28岁,农民。1984年5月20日初诊。

患者临产,从午后2时腹部觉下坠,至晚12时未产。农村接生员令患者憋气,两手按上腹向下推,患者腹阵痛呻吟不安,头晕,出冷汗,仍未产,舌淡苔薄,脉细数无力。此为气血不足之象,灸气海、补合谷、泻三阴交。小腹2次出现剧痛下坠,于午夜2时分娩。后艾灸气海温补气血,产后母子身体平安。

2. 张某,女,36 岁,教师。1975 年 4 月 23 日初诊。

临产小腹阵痛、出汗,因雨后道路泥泞,未去医院,巡回医疗至此,与该村乡村医生合作,试作针灸催产,补合谷、泻三阴交,针后腹痛阵作,约半小时安全分娩。

【注意事项】

1. 针刺对因子宫收缩无力引起的滞产(即产程延长影响分娩者)有一定疗效。

2. 难产的因素很多,如产力异常性、产道异常性、胎位异常性及胎儿异常性,均可导致分娩困难,必须详细检查,采取适当措施,针刺可作为辅助治疗。

五 官 科 急 症

一、急 性 中 耳 炎

中耳炎系累及中耳(包括咽鼓管、鼓室、鼓窦与乳突气房等)全部或部分结构的炎症。分为非化脓性与化脓性两类,每类又分急、慢性两种。慢性者,多为急性者未治或治疗不当所致,拟不予介绍。急性非化脓性中耳炎,多由咽鼓管功能不良使中耳内产生负压所致,引起鼓膜内陷、黏膜血管扩张、浆液渗出、鼓室积液,导致听力减退、耳鸣等症状。急性化脓性中耳炎为化脓性细菌侵入所致,多继上呼吸道感染细菌经咽鼓管侵入中耳而发病。若炎症侵及骨壁或穿破骨壁到达邻近组织,可引起各种颞骨内和颅内、外并发症。

祖国医学认为,本病多因风热湿邪侵袭,引动肝胆之火,内外邪热结聚耳窍,蒸灼耳膜,血肉腐败所致。如《辨证录》卷三说:"少阳胆气不舒,而风邪乘之,火不得散,故生此病。"也有因沐浴时污水入耳,水湿之气内侵,湿蕴于中,郁而化热,湿热郁蒸耳窍而成。如《诸病源候论》卷四十八说:"亦有因沐浴水入耳内,而不倾沥令尽,水湿停积,搏于气血,蕴结成热,亦令脓汁出,皆谓之聤耳"。

【临床表现】 本病起病较急,耳内疼痛,并见听力障碍、耳鸣、耳内胀闷感,耳痛逐渐加重,或如跳痛,或如锥刺,疼痛牵连头部,常于剧痛之后耳膜穿孔,流出脓液,流脓之后,耳痛及其他症状也随之减弱。可有发热恶寒,头痛,鼻塞流涕,口苦咽干,小便黄赤,大便秘结,舌红苔黄,脉弦数等全身症状。局部检查:初期见耳膜鲜红或暗红色,血络显露,耳膜向外突,正常标志消失。耳膜穿孔后,有脓液流出,若穿孔处较小,多呈闪光搏动,耳道见脓液,稠黄或带红色。听力检查为传导性耳聋。

【治疗方法】

1. 针刺疗法:

主穴:耳门、翳风、听会、外关、曲池、侠溪。

配穴:听宫、风池、阳陵泉。

操作:耳门,针刺时张口,直刺 0.5~1 寸,泻法,局部酸胀或扩散至半侧面部;翳风,向对侧眼球方向刺入 0.5~1 寸,泻法,耳底胀痛;听会,张口直刺 0.5~1 寸,泻法,局部酸胀;外关,直刺 1~1.5 寸,泻法,局部酸胀,有时可扩散至指端;曲池,直刺 1.5~2 寸,泻法,局部酸胀,或有触电感上至肩部,下至手指;侠溪,直刺 0.3~0.5 寸,泻法,局部胀痛;听宫,张口,针尖微向下直刺 1~1.5 寸,泻法,局部酸胀,有时有鼓膜向外鼓胀之感;风池,针尖微下,向鼻尖斜刺 0.8~1.2 寸,平补平泻,局部酸胀;阳陵泉,向胫骨后缘斜下刺入 1~2 寸,泻法,酸胀感向下扩散。留针 15 分钟,每 3 分钟行针 1 次,每日 1 次。

方义:耳与经络、脏腑有着密切的关系,其中手太阳、阳明和手、足少阳四条经脉均循行至耳中,故取手太阳之听宫,手、足少阳经之耳门、听会,以开耳窍,疏邪热;翳风、风池聪耳明目,疏风通络。手少阳经之外关和足少阳经之阳陵泉、侠溪属循经远道取穴,以疏泄少阳经之郁火;曲池泄阳明之热,并可调和营血。诸穴相配,外可疏散风热,内可清泄肝胆郁火,并可活血通络止痛。

2. 耳针疗法:

主穴:内耳、肾、内分泌。

配穴:交感、肾上腺。

操作:常规消毒后,中强刺激,留针 20~30 分钟。

3. 外治疗法:用消毒棉签清除耳道内脓液后,再用黄连滴耳液滴耳或用药物吹耳,以清热解毒,消肿止痛,敛湿去脓。

【病例】 马某,男,16 岁,学生。1980 年 12 月 18 日初诊。

患者感冒,发热 2 天,体温 39.5℃,左耳内痒痛,服解热止痛片后,当时症状减轻。但 2 日后,耳内疼痛加重,不能入睡,牵掣同侧头痛,耳内流出血样液体,舌红,苔薄黄,脉浮滑微数。经某医院诊为急性中耳炎,证属风热毒邪侵袭,引动肝胆郁火。经上法治疗,6 日后症状基本消失。

【注意事项】

1. 本病治疗中,应经常将耳内脓液清除干净,防止堵塞耳道,妨碍引流。

2. 少食蛋类、豆类制品及其他引发邪毒的食物。

3. 密切观察病情,尤其要注意流脓、头痛、发热、神志等变化,预防并及时发现各种并发症。

二、急 性 鼻 炎

急性鼻炎是鼻黏膜的急性感染性炎症,多由反复感冒引起。常发生于气候变化不定的季节,为鼻病毒经飞沫传播所致。病毒侵入后,鼻黏膜氢离子指数(pH)趋向碱性,溶菌素活力减低,引起继发性细菌感染。

祖国医学认为,本病多由正气不足,卫外失固,外感风邪,肺气不宣所致。

【临床表现】 一般病程为 7~14 日。潜伏期 1~3 日,患者觉鼻腔干燥,周身不适。初期 2~7 日,患者喷嚏、鼻塞,嗅觉减退,说话呈闭塞性鼻音,并有发热,四肢酸痛,食欲减退等全身症状。中期 2~3 日,鼻腔分泌物变为脓性,鼻黏膜炎症可涉及鼻窦、鼻咽部、咽鼓管及咽喉等处,引起头痛、耳鸣、听力减退、咽喉痛及咳嗽等症状。鼻塞逐渐加重,甚至完全用口呼吸,全身症状随之加重。末期 2~3 日,上述症状逐渐减轻,若无并发症即可痊愈。上述为典型者的表现,临床上各期症状常相互错杂或并见。

【治疗方法】

1. 针刺疗法:

主穴:迎香、上星、风池、合谷。

配穴:印堂、鼻通、列缺。

操作:迎香,针尖透向鼻通横刺 0.5~0.8 寸,泻法,局部胀痛、流泪,使针感扩散至鼻部;上星,斜刺 0.5~1 寸,泻法,局部胀痛;风池,针尖微下,向鼻尖方向斜刺0.8~1.2寸,平补平泻,局部酸胀;合谷,直刺0.5~1寸,泻法,局部酸胀;印堂,从上向下横刺0.5~1寸,泻法,局部酸胀,并扩散至鼻部;鼻通,针尖向内上方横刺0.5~0.8寸,泻法,局部胀痛,有时可扩散至鼻颏部;列缺,向肘关节方向斜刺0.5~1寸,泻法,局部酸胀,并可向肘关节扩散。留针15分钟,每3分钟行针1次,每日1次。

方义:本病系风邪外束,肺气不宣,手阳明与手太阴互为表里,手阳明之脉上挟鼻孔,故取迎香、合谷,疏调手阳明经气,开宣肺气。上星、风池散风邪,通鼻窍;印堂位在督脉而近鼻部,鼻通居鼻之两侧,取两穴可通鼻窍而清邪热;列缺宣肺气,祛风邪。诸穴相配,以宣肺散邪,通鼻窍。

2. 耳针疗法:

主穴:内鼻、肾上腺、额、肺。

配穴:内分泌。

操作:常规消毒后,中强刺激,留针60分钟或埋针1周。

【病例】 高某,男,34岁,木工。1981年6月22日初诊。

患者素有慢性鼻炎史,复感风寒,鼻流清涕,鼻塞,前额痛,服用桑菊感冒片效果不明显,继而流黄涕,某医院诊断为"急性鼻炎",给予土霉素等药,病情如故,遂来针灸治疗。经上法针治,1次后头痛大减,鼻能通气,后每日1次,共6次而愈。

【注意事项】

1. 因本病一次感染后仅有1个月的免疫期,故患者可在1年内多次发作。因此,应增强抵抗力,劳逸结合,注意营养,锻炼身体,多做户外活动,常用冷水洗面,以增强对寒冷的适应能力。

2. 在流行期间,出入公共场所及接近病人时须戴口罩;患者应注意休息,尽可能戴口罩,防止传染他人。

三、急 性 喉 炎

急性喉炎亦称急性单纯性喉炎,或急性卡他性喉炎,是喉黏膜的急性炎症,为常见的呼吸道急性感染性疾病之一。本病系病毒侵入和原存在于上呼吸道的细菌继发感染所致,也有由细菌直接感染所致者。一般在抵抗力减低时,如感冒受寒、酗酒、劳累过度时,易于发病。也常与急性鼻炎、鼻窦炎、咽炎、扁桃体炎、气管炎等同时或相继发生。用声过度如狂叫大喊、剧烈久咳、长期张口呼吸、喉部创伤和各种化学气体刺激、吸入高热蒸气或烟尘、长期处于干热环境等均可引起或诱发本病。

本病属于祖国医学"喉痹"的范畴,常因气候急剧变化,起居不慎,肺卫失固,风热邪毒乘虚侵入,从口鼻直袭咽喉,内伤于肺,相搏不去所致。

【临床表现】 多突然发病,开始喉部发痒、发干及灼热感,继之声音嘶哑,早期声音粗糙低沉,以后加重,成为沙哑声和耳语声,以致失音。干咳或阵咳,咳嗽剧烈时痰中可带血丝。喉痛见于咳嗽或发音时,吞咽时不明显。全身症状较轻,无发热或仅有低热。间接喉镜检查可见喉黏膜弥漫性充血、肿胀。舌边尖红,苔薄白或微黄,脉浮数。

【治疗方法】

1. 针刺疗法:

主穴:少商、关冲、翳风、风池、肺俞、合谷。

配穴:曲池、尺泽。

操作:少商、关冲,点刺出血;翳风,直刺0.5~1寸,泻法,局部胀痛;风池,针尖微下,向鼻尖斜刺0.8~1.2寸,平补平泻,局部酸胀;肺俞,微斜向脊柱直刺0.5~1寸,泻法,局部酸胀或向肋间放散;合谷,直刺0.5~1寸,泻法,局部酸胀;曲池,直刺1.5~2寸,泻法,局部酸胀,或有触电感扩散上至肩部,下至手指;尺泽,直刺0.5~1寸,泻法,局部酸胀,或有麻电感向前臂放散。留针15分钟,每3分钟行针1次,每日1次。

方义:本病乃风热邪毒伤及肺卫,故取手太阴经之井穴少商,配以三焦经井穴关冲,清泄肺热;翳风、风池疏风通络;肺俞宣肺解表。肺与大肠相表里,故取合谷、曲池清泄表里经之邪热;尺泽为手太阴经之合穴,能泻肺经实热。

2. 耳针疗法:

取穴:咽喉、肺。

操作:常规消毒后,中强刺激手法,捻转2~3分钟,留针60分钟,或埋针1周。

【病例】　孙某,男,28 岁,农民。1980 年 10 月 28 日初诊。

因外出卖梨果,汗出伤风,次日晨起先觉咽喉发痒,继而干痛,声音嘶哑,咳嗽,畏寒,午后发热 38.9℃,伴头痛,咽喉部明显充血,舌边尖红,苔少,脉弦数而滑。经某医院诊为急性喉炎,给予磺胺药、喉症丸等,疗效一般,仍感咽部疼痛,声音嘶哑,遂配合上法针灸治疗,2 次后咽喉疼痛大减,共针 5 次症状消失。

【注意事项】　治疗期间,应尽量避免发声,禁止屏气用力;忌烟酒及食用辛辣刺激、肥腻、炙煿食物;多服清凉润肺饮料。

四、急性扁桃体炎

急性扁桃体炎,是腭扁桃体的一种非特异性急性炎症,常伴有一定程度的咽黏膜及其他咽淋巴组织的炎症,但以腭扁桃体的炎症为主。主要原因是感染溶血性链球菌,也有感染肺炎双球菌、化脓性葡萄球菌而引起者。常于春秋两季或季节更换时发病。

祖国医学认为,本病属于“乳蛾”的范围,多因外感风热,肺胃热盛所致。

【临床表现】　本病症状轻重不一,以溶血性链球菌感染者症状较重。潜伏期 3~4 日,患者感全身不适,恶寒发热,头痛等,体温可升至 38~40℃,背部及四肢酸痛。常有便秘和食欲不振。咽痛开始于一侧,随即两侧均明显疼痛,灼热,吞咽困难。因舌咽神经反射作用,可引起耳痛。炎症侵犯咽鼓管时,可有耳鸣耳聋,并常伴有下颌角淋巴结肿痛。白细胞总数和中性白细胞均增高。局部检查可见咽部急性充血,两侧扁桃体红肿,表面有黄白色脓点。有时渗出物可融合成膜状,但易于拭去而不遗留出血创面。舌边尖红,苔薄黄,脉滑数。

【治疗方法】

1. 针刺疗法:

主穴:商阳、关冲、少商、天容、合谷。

配穴:曲池、陷谷。

操作:商阳、关冲、少商,以三棱针点刺出血;天容,向舌根部直刺 0.5~1 寸,泻法,酸胀感扩散至舌根部或咽喉部;合谷,直刺 0.5~1 寸,泻法,局部酸胀;曲池,直刺 1.5~2 寸,泻法,局部酸胀,或有触电感放散上至肩部,下至手指;陷谷,斜刺 0.5~1 寸,泻法,足背酸胀。留针 15 分钟,每 3 分钟行针 1 次,每日 1 次。

方义:因本病乃外感风热等邪熏灼肺系,肺胃二经郁热上壅,属实热证,故取手太阴经、手阳明经之井穴少商、商阳,配以手少阳经之井穴关冲,清泄肺胃之热,达到消肿清咽的作用;天容属手太阳经且位近患部,取其清泄局部郁热;合谷、曲池、陷谷分属手、足阳明经,可疏泄阳明之热。诸穴相配,共奏疏风清热,消肿利咽止痛之功。

2. 耳针疗法:

主穴:咽喉、扁桃体。

配穴;肺、肾上腺。

操作:常规消毒后,中强刺激,捻转 2~3 分钟,留针 60 分钟,每日 1 次,或埋针 1 周。埋针期间,病人可自行按摩以加强刺激。

【病例】 康某,男,31 岁,农民。1982 年 12 月 14 日初诊。

患者感冒发热 2 天,体温 38.1℃,咽喉肿痛,吞咽食物则疼痛加剧,周身酸痛,食欲下降,大便干结,舌边尖红,苔薄黄,脉浮数。咽部充血,两侧扁桃体红肿。证属风热乳蛾。以上法针治,1 次热退,咽喉肿痛明显减轻,后每日 1 次,共针 3 次而愈。

【注意事项】

1. 治疗期间应注意休息,较重者应卧床休息。

2. 进食易于消化和富于营养的半流质食物,不宜吸烟、饮酒以及进食酸辣等刺激性食物。

3. 此病具有传染性,应尽量隔离。

五、牙　痛

牙痛原因较多,一般多由龋齿引起,遇冷、热、酸、甜等刺激加剧。

祖国医学认为,牙痛有虚实之分,实痛多因胃火、风火所致,虚痛多因肾阴不足所致。

【临床表现】 实火牙痛甚剧,兼有口臭、口渴,便秘,舌苔黄,脉强;虚火牙痛隐隐,时作时止,牙齿浮动,口不臭,舌尖红,脉细。

【治疗方法】

1. 针刺疗法:

主穴:颊车、下关、合谷。

配穴:胃火牙痛加内庭,风火牙痛加翳风、外关,肾虚牙痛加太溪、行间。

操作:颊车,直刺0.5~1寸,泻法,局部酸胀;下关,沿下颌骨外向上齿、下齿横刺1.5~2寸,泻法,酸胀感扩散至上、下齿;合谷,直刺0.5~1寸,泻法,局部酸胀;内庭,向上斜刺0.5~1寸,泻法,局部酸胀;翳风,向对侧眼球方向刺入0.5~1寸,泻法,局部酸胀,有时可放散至舌前部;外关,直刺1~1.5寸,局部酸胀,有时可扩散至指端;太溪,直刺0.5~1寸,补法,局部酸胀,有时可麻向足底;行间,斜刺0.5~1寸,补法,酸胀感向足背放散。留针15~20分钟,每3~5分钟行针1次。

方义:颊车、下关能疏通壅滞之经气;合谷属手阳明经,其脉入下齿中,有通调牙部经气的作用;内庭能泄蕴热;翳风、外关疏风解表;太溪补肾阴,行间降肝火。

2. 耳针疗法:

主穴:上颌、下颌、屏尖。

配穴:神门。

操作:常规消毒后,强刺激捻转手法,留针20~30分钟,或埋针2~3日。

【病例】 丁某,女,36岁,农民。1980年5月23日初诊。

患者牙痛2日,痛时难忍,坐卧不安,不能进食,兼有口臭、口渴,便秘,舌苔黄,脉弦。服止痛片无效,诊为胃火牙痛。以上法针治,留针20分钟,起针后疼痛大减,共针3次而愈。

【注意事项】

1. 牙痛应与三叉神经痛相鉴别。

2. 凡急性牙髓炎、冠周炎、牙周炎、牙本质过敏等引起的牙痛,均可参照以上诊治。对龋齿引起的牙痛,仅可暂时止痛,应拔除龋齿。

3. 患者平时应注意口腔卫生。

附　录[①]

一、谈凤凰展翅针刺补泻手法

方吉庆. 中国针灸,1982,(1):32.

针刺手法,自古迄今,形式颇多,如《医学入门》载:"以大指次指捻针运搓三下,如手颤之状谓之飞。补者入针飞之,令患人闭气一口,着力努之;泻者提针飞之,不必着力。"[1]体会此法似以捻转为主,在连续捻转数下后放手;放手时拇、食二指张开,如飞鸟展翅之状,如此捻、放数次。

依据此法,结合我临床针刺操作经验(进针捻转、提插及刮、弹、摇等催气手法),组成凤凰展翅针刺补泻手法,功效颇为满意,兹介绍如下。

(一)凤凰展翅手法的基本操作

1. 进针一准、二快、三不痛(要求针刺穴位准,下针快,针刺不觉痛,或疼痛很轻微):以右手拇、食二指持针呈环状,中指、无名指、小指散开呈扇形或展翅形,针尖露出 0.5 寸左右,在针刺之际,以右手中指或左食指旁敲侧扣所刺穴位的周围,再以飞快的动作将针刺入穴内。为了达到补虚泻实的目的,运用相应的针刺补泻手法,如捻转补法:一般捻转角度小,刺激感应弱,捻转不超过 180°,频率在 60~80 次/分。捻转泻法:捻转角度要大,刺激感应强,捻转角度在 360 度左右,频率 120~160 次/分。捻转平补平泻法:捻转 180°~360°,频率 100 次/分左右。提插补法:一般提插深浅度 2~3 分,频率 60~80 次/分左右,刺激感应弱。提插泻法:一般提插深浅度 3~5 分,频率 120~160 次/分左右,刺激感应强。提插平补平泻:提插深浅度一般 3 分左右,频率 100 次/分左右。捻转与提插两种补泻手法,临床操作常合并使用。

2. 出针快慢及颤指动作:将针刺入穴内,颤指(术者持手)动作要求轻重

---

① 附录:原书无,据相关杂志发表的论文录入,以供读者参考。

快慢均匀；如针下"气"来迟缓，以辅助手法（刮、弹、摇）催其气。如"经气已至，慎守勿失"。[2]

以相应的手法稳针"守气"。一般病证只要针下得气，施术完毕即可出针。重证虚者可留针 15~20 分钟，每 5 分钟运针 1 次，实者可留针 30 分钟以上，每 3 分钟或连续运针，保持一定的刺激量；对于虚实不明显者，留针 15 分钟即可，中间运针 1 次。虚证出针要轻而慢，实证出针宜重而快。

（二）补泻手法与辨证的关系

任何针刺补泻手法，都是治疗疾病的一种手段，即是通过刺激经穴、激发经气来调节脏腑功能，促进阴阳平衡，以达到治愈目的。因此，临床必须辨证施治，"虚则补之，实则泻之"。只有辨证明确，取穴与针刺手法对证，才有桴鼓之效。例如：患者于某，女，34 岁。心率 220 次/分，伴有胸闷、胸痛；面唇紫暗，舌质紫，脉弦涩。诊断为：心血瘀阻，心气不畅，神失安宁，故心悸常作。治当活血化瘀，安神定悸。针刺内关穴，用泻法，留针 30 分钟；针后心率由 220 次/分，降到 90 次/分。半月后，患者突然大口吐血，面色及口唇淡白，头晕、目眩，心率 210 次/分。值班医生针内关穴，用泻法，留针 10 分钟，心率不但不减，反而增至 240 次/分，出冷汗，心慌加重。后经我们审证求因认为：上次心动过速，属于心血瘀阻为实证，而此次大口吐血，导致气血不足，属于虚证。于是取内关穴施行补法，针后 30 分钟，心率由 240 次/分降至 98 次/分，1 小时后，心率 90 次/分，病人安然入睡。

再有，临床能够辨证识病，但针刺手法不熟练，用补不是补，用泻不是泻，就不能收到应有的治疗效果，甚至适得其反。例如：患者辛某，男，41 岁。证属情志不舒，肝郁气滞，宜针刺内关、阳陵泉，用泻法。甲者按法施术，但因初学针灸，补泻手法不熟练，针下心中无数，捻转失度，结果病人胁痛如故。换乙者在同一穴位，施以泻法，针后 20 分钟疼痛缓解。这就说明了取穴及手法的重要性。

（三）结语

本文介绍了凤凰展翅针刺补泻手法的特点，并具体说明操作方法，更进一步阐明了补泻手法与临床辨证的关系。笔者认为,这一手法操作不难且疗效较好。

参考文献:

[1] 李梴: 医学入门卷2,114. 光绪壬辰年新镌奥东佛镇翰宝楼藏版.
[2] 素问·针解五十四. 卷14,108. 人卫影印,1956.

二、谈针灸补泻

方吉庆. 山东中医杂志,1982,(2): 72.

针灸补泻是根据《内经》"实则泻之,虚则补之"的理论确立的两种不同的治疗原则和方法。《千金方》指出:"凡用针之法,以补泻为先。"强调了针刺补泻手法在针灸临床中的重要性。

凡是能鼓动人体正气,使低下的功能恢复旺盛的叫补法;凡是能疏泄病邪,使亢进的机能恢复正常的叫泻法。它们都是通过刺激腧穴,激发经气来调节脏腑功能,恢复阴阳平衡的。所谓经气,即经络之气。《灵枢·终始》说:"凡刺之道,气调而止",由此可知,针灸补泻的根本在于调整经气。

(一)针灸补泻的原则

疾病的性质,有虚实寒热之分,病邪侵犯的部位,有表里深浅之异。因此,针灸治病必须有一个施治的原则。

1. 针治补泻的原则。针治补泻的原则为"盛则泻之,虚则补之,热则疾之,寒则留之,宛陈则除之"。"盛则泻之",即对于邪气盛实而出现痰火内闭之昏迷,壮热有汗不解,或病邪侵犯脏腑经络发生剧痛、痉挛、抽搐等机能亢进症,宜用泻法;"虚则补之",即对于正气虚衰,或久病不愈之患者,出现久痢久泻,瘫痪痿废等机能衰退的病症,宜用补法;"热则疾之",即对于外感时邪,腠理闭塞,卫气不宣,以致发热不解的疾患,宜用浅刺疾出的方法以疏散邪热;"寒则留之",即对于阳虚寒盛,或风寒袭于经络,如脾胃虚寒,风寒湿痹冷痛等症及经气不足,针下难以得气者,宜留针,以激发经气,加强针感;"宛陈则除之"，即对于气化阻滞，经脉阻塞，瘀热互结，如瘀血发狂，瘀血痛经，跌仆损伤腰痛，丹毒等证，宜于络脉、患病局部、十二井、十宣等处点刺出血，有祛瘀、定痛、泄热、解毒、镇静的作用。

2. 灸治的补泻原则。灸治的补泻原则为"寒则温之""虚则补之""陷下则灸之"。"寒则温之"，即对于形寒肢冷，腹痛便溏，寒湿痹痛等偏于寒盛之证，运用灸火热力，通过俞穴，深透肌肤，以温经散寒；"虚则补之"，即对于少气懒言，神疲肢倦，唇爪无华等气血虚衰之症，使用灸法，有调和营卫，振奋元阳的作用；"陷下则灸之"，即对于气虚下陷的病证，如脱肛、子宫脱垂、胃下垂、久泻等，灸治能升提阳气。阴虚阳盛者，忌用灸治，灸之有助阳伤阴之弊。

（二）针灸补泻辨证

针灸补泻辨证应依据八纲辨证。须具体掌握以下几点。

1. 阳证多实证，宜针宜泻；阴证多虚寒证，宜灸宜补。阳证应多针少灸，针刺宜浅，疾出而不留针，阴证宜多灸少针，深刺多留针。

2. 肌肤表证宜浅刺，筋骨里证应深刺。

3. 虚实是决定针灸补泻的关键。虚证宜多灸少针，或针用补法；实证宜少灸多针，或针用泻法。虚实相兼为病者，应具体分析：如阴虚发热，宜于补法，忌用灸；阴盛寒实，则当施灸，或针刺留针。此外，如虚实相兼，则应补泻并施。至于先补后泻，先泻后补，或补多泻少，或泻多补少，当详察病情，审慎辨之。

4. 寒证宜多留针，多灸；热证宜浅刺疾出，或点刺出血不灸。临床遇有真热假寒，真寒假热，或寒热错杂之证，应抓住病本，据因论治。

（三）针灸补泻手法

古医书有所谓"补泻迎随"之说，是补泻手法之总称。所谓补泻迎随，即补有补之刺法，泻有泻之刺法，灸有施灸之法。对此如不加注意，就可能误犯"以针杀人"之过。那么，何为补泻之法？简而言之，即当针刺入后，捻转提插幅度小，刺激感应弱，留针 5~15 分钟，5 分钟运针一次，此为补法；当针刺入后，捻转提插幅度大，刺激感应强，持续捻转，留针一般在 20 分钟以上，此为泻法。综合针灸文献结合笔者临症实践，总结主要针刺补泻手法如下。

1. 针刺补泻法

（1）呼吸补泻。呼吸补泻亦为呼吸出入法。即进针与出针须与病人呼吸相配合。补法就是在病人呼气时进针，吸气时出针，泻法则与此相反。

（2）迎随补泻。迎随之义，即刺入方向不同。如补法，则针随经之走行方向刺入。例如，欲在足阳明胃经行补法而针足三里时，须随胃经经气流动方向，由上而下以针刺之；泻法则相反，须由下向上刺，即逆经气之流动而刺。此即所谓"随而济之则为补，迎而夺之则为泻"。

（3）提插、开合补泻。提插开合，就是在进出针之际，押手对穴位所施行的一种手法。行补法时，随经之走行刺入，捻转提插时，拇、食二指一定要闭合，用力宜轻，幅度要小，频率宜慢，一般 80～100 次/分。进针时，用押手用力压迫穴位，刺手拇、食二指持针一捻刺入穴内，出针后以押手急闭针孔，使气不外泄。泻法则逆经气之走行刺入，捻转提插时，拇、食二指须稍开，用力宜重，幅度要大，频率宜快，一般 120～160 次/分。进针时，押手轻压穴位，刺手拇、食二指持针一捻刺入穴内，出针时开大针孔，出针后不以押手扪按，这样可使邪气外泄。

（4）出入补泻。出入补泻即出入针之迟速，行补法时，应徐徐刺入，气至时徐徐出针，再刺入时，须用押手闭止针孔以使气不外漏，出针时亦须稳静而行，出针后一定要以押手急闭针孔；泻法应从速刺入，而又迅速出针，但切忌粗暴，以免误伤正气，出针后不必揉按针孔。

（5）针之大小、温寒补泻。补法宜用细针，泻法宜用粗针；补法宜用温针，泻法则不必。

（6）弹爪补泻。弹爪补泻，就是用左手持针留尖 2～3 分，对准穴位，右手拇指在前，食指尖在后，连成待发之弩状，对准针柄之端弹之，使针迅速刺入皮下，之后再弹针柄，使其振动徐徐传入，以便充实其经正气，此为补法，手法娴熟者，在弹针柄时，其押手可有气充实之感觉。泻法于针刺入后，用力弹针柄，其振动幅度要大，使其振动快速传入，其意在于驱除邪气而使正气有所归矣。

（7）摇动补泻。摇动，即今日之震颤术。补法以押手强力固定针体，而以刺手微微振动；泻法则将押手松缓，以刺手用力振动。补法在于使其气逐渐向针处聚集而来，此谓"催气"；泻法则在于使其气发泄而出。

（8）寒热补泻。身寒时宜深刺,用内温之法(即烧山火)而留针,根据寒之轻重而决定留针时间,一般在 20~30 分钟;身热时则浅刺,进出针须神速,要多刺,不留针。

除了以上几种补泻手法之外,我在临床上还常使用以下几种针刺手法。

（1）平补平泻法。针刺时,宜徐出徐入,进针后均匀地提插、捻转,得气后出针。本法适用于一时性的气血紊乱所表现的虚实不太显著或虚实相兼的病症。

（2）凤凰展翅针刺补泻法。即从进针、运针、到出针施行的手法动作,象征凤凰展翅欲飞之状,故名之(此系摇动补泻手法的发展)。凤凰展翅补泻法系本人临床实践经验的总结,其操作方法为单手进针,以右手拇食二指持毫针呈环状,中指、无名指、小指散开呈展翅形,针尖露出 0.5 厘米左右,在进针之际,以刺手的中指旁敲侧扣所刺穴位的周围,再以飞快的动作将针刺入穴内。根据病情虚实情况,在施行捻转或提插补泻的同时,辅以颤指动作,要求节律均匀,以相应的手法稳针"守气",以保持针感。泻法行针时间宜长,补法行针时间宜短,平补平泻法行针时间一般为 3~5 息。

（3）探针刺手法。将针刺入后,上下、左右反复提插,加强刺激感应,此适用于泻法,用于治疗肝气郁结、气滞血瘀等证。

（4）扬针刺手法。右手拇、食二指持针,左手固定所刺病变部位,于病变部位上下、左右、中间各刺一针,每 5 分钟施行一次提插刺激,用于治疗局部疼痛、结节、肿块等症,此适用于泻法。

（5）对应刺手法。即在应刺两个俞穴之间相互透刺(如颊车与地仓,内关与外关等)。双手拇、食二指,在所透刺的俞穴上反复捻转提插,刺激感应较强,每 3 分钟运针一次,或持续操作,此适用于泻法,用于治疗大面积疼痛、痉挛、抽搐等症。

（6）点刺手法(放血法)。左手拇、食二指固定穴位,右手拇、食二指持针(三棱针、毫针均可),针尖对准所刺部位,迅速点刺,泻除恶血,刺后未出血者,立刻用双手拇、食二指挤压出血,此适用于泻法,用于治疗中风闭证、高烧昏迷、痉厥、癫狂、邪热壅盛等症。

2. 艾灸补泻法

艾灸补法,其热度最好令其温和;泻法则以瞬间强烈为宜,其法如下。

（1）补法。将揉软之艾绒，轻置于皮肤之上，灸完一壮后，再在艾灰上重叠灸，不要吹火，任其自行消灭。小艾炷则可灸多壮。

（2）泻法。将捻硬之艾绒，置皮肤之上捺紧，使其密着。灸完一壮后，须去灰再灸，吹火使热气穿透。用中、大艾炷，壮数不宜多。

以上所谈针灸的补泻手法只是针灸治疗的一个手段，它必须与经穴的配伍、机体的状态，疾病的性质有机地结合起来，才能达到对机体气血运行的有效调节。针灸时机体的状态是产生针刺补泻效果的主要因素，因为内因是事物发展变化的根据。故针刺补泻治疗原则，应首先着眼于机体本身的内在因素（体质强弱、疾病虚实及机体正气的盛衰等），在此基础上，然后考虑穴位的选择和配伍，再施行不同的针刺手法，激发不同穴位的特异作用，促使人体内在因素的转化，从而达到对机体内部气血平衡的调节。针刺补泻手法则类似经穴的激活剂，没有补泻手法，就不能取得感传，也就不能使气至病所。因此，临床针刺的效果，主要是取决于手法的运用对机体产生的效应。也可以说，针刺补泻手法是促使人体内在因素转化的条件，是实现补虚泻实的重要环节。

〔李历城整理〕

三、穴位截根治疗胃脘痛

方吉庆. 山东医刊. 1965,（12）：42.

我们采用民间"挑羊毛疗"的方法，在穴位上挑刺，命名为穴位截根疗法。用此法治疗胃脘痛 107 例，获得满意效果。

（一）临床资料

在 107 例中，男 29 例，女 78 例。15～25 岁者 23 例，26～35 岁 28 例，36～45 岁 39 例，46～60 岁 17 例，以 36～45 岁者为最多。患病 1～30 天者 8 例，1～3 个月者 7 例，3～6 个月者 17 例，6 个月～1 年者 4 例，1～2 年者 20 例，2～3 年者 43 例，5 年以上者 8 例，以患病 1～3 年者为最多，占 58.87%。兼有胃及十二指肠溃疡者 2 例，慢性胃炎者 3 例，胰腺炎者 1 例，慢性肾盂肾炎者 1 例，慢性肝炎者 5 例,癥病者 4 例,月经不调者 8 例。

（二）治疗方法

1. 手术操作：先将稀碘酒或 75%乙醇局部消毒,以右拇食两指持三棱针,左手将应挑刺的部位捏起进行施术,挑断肌纤维至脂肪。挑刺完毕后,再用 75%的酒精涂擦局部,然后贴上胶布以防感染。

2. 取穴。

（1）主穴：足太阳膀胱经"脾俞""胃俞""肝俞",任脉"中脘"穴。

（2）配穴：足阳明胃经"不容""梁丘"或"足三里",足厥阴肝经"期门",足太阴脾经"章门",背部反应点。

（三）疗效情况

1. 疗效次数：在 107 例中,一般截根 1~2 次,有少数患者 3~6 次痛止复常。每隔 3~7 天截根一次。经截根一次痛止痊愈者 52 例,占 48.59%;2 次者 32 例,占 29.9%;3 次者 22 例,占 20.96%;4~6 次者 3 例,占 3.712%。

2. 病例介绍

例一：吴某,女性,27 岁,诊号 22753。

患者胃痛病史已 3 年。因与丈夫吵嘴,饭后引起疼痛。此后每逢精神不愉快,胃部即痛。每年发作 3~4 次,近两年逐渐加重,发作次数频繁,多则一个月,少则三五天,甚至日发作 1~2 次,服中西药以及注射药针,时好时犯。前天与其婆母生气,暴发剧痛,右手扪之胃口,痛势如锥刺,两胁撑胀,因痛不能饮食,二日未大便。

检查：体格发育、营养一般,苔色薄白不润,舌质红。呼吸短促,懒言怯语,呻吟不安。左脉弦大,右脉弦涩象。心肺(-)。钡餐透视胃肠无异常改变。血红蛋白 13 克/升,红细胞 450 万,白细胞 6 800,中性 67%,淋巴 24%,酸性 1%,大单核(-)。

印象：胃脘痛（胃气痛）。

治疗："胃俞""中脘"穴截根,疼痛立止,4 日未痛,但到黄昏时背部沉重,时有嗳气吞酸,于"肝俞"穴截根,8 日复常,经追访 3 个月未复发。

例二：王某，男性，年龄 45 岁，诊号 27851。

患者胃痛病史已 2 年。因育养地白菜苗被羊啃，生气心闷，酒饭后即感胃部胀痛，经服药针灸已愈，但每逢生气着急疼痛发作。现又复发 2 天，因疼一夜未眠。

检查：体格瘦弱，面色憔悴，苔白，舌质淡红。短促呼吸，左脉弦细，右脉沉弦。心肺正常，肠胃透视无异常改变。肝剑突下 1.5 厘米，季肋下 0.5 厘米，脾未触及。肝功正常。白细胞 6 500，中性 70%，淋巴 20%，酸性 0.5%，大单核 1%。

印象：胃脘痛（胃气痛）。

治疗：经截根"脾俞""中院"二穴疼痛立止，中午进餐后也未疼痛。3 日诊：背部略有撑胀发板，在"胃俞"截根一次。6 日诊：痛止复常，饮食自如。经追访 5 个月，未复发。

（四）点滴体会

本文所治疗的胃脘痛，是属于胃脘气滞疼痛之一种。病因每逢生气或精神不愉快而导致发作，起则隐隐作痛，后则暴发剧疼，痛如锥刺，挛急难忍。其中亦有起则呕哕，继则并有胃脘部向剑突阵阵冲激作疼，钝痛如锥。

本症可分虚实两种类型：① 实者拒按，呼叫坐卧不安，令人提捏脊背或用拳头捶打，方感轻松。② 虚者喜按压胃部，蜷卧呻吟不安，甚则头颅左右微微摆动，不敢语言，呼吸短促。治疗实者重度截根，虚者轻度截根效果较好。饮食营养护理的妥善与否，直接影响疗效，如在治疗过程中经截根疼痛已止，但饮食不注意或精神刺激，往往导致发作。因此在治疗过程中必须注意饮食或情志刺激，方能达到预期疗效的目的。

在 107 例观察中，凡属单纯胃气痛者，均收效极显，素有兼症者效果尚差。如素有慢性肝炎者，经截根后疼痛而止，3 日后疼痛又发，截根后疼痛又止，10 天后又阵阵掣痛。又如素患慢性肾盂炎症，因其兄嫂患病去世，痛哭后而致胃气痛，经截根后疼痛立止，四小时后又痛。因此，临床体会：凡兼有慢性肝肾疾患，尤其是器质性的改变，往往不是一次，而须 3 次，甚至 5～6 次，方能痛止痊愈。

另外在 107 例中,曾遇兼有瘰病者 4 例,经 1~2 次截根,均获痊愈,2 例轻度慢性胃炎,经截根 2 次皆愈,同时还用本疗法经截根一次,治愈了一例胆绞痛和肾绞痛的患者。至于截根疗法的适应症的范围,因病例太少,不能说明问题,尚待作进一步的探讨。

（本文经本院钟岳琦老师、杜德五老师,以及市立中医院针灸科焦勉斋老师审查修正,特致谢意）

四、厥证的针灸治疗

方吉庆主治,崇桂琴整理. 山东中医学院学报. 1981,（1）: 55.

关于厥证,《内经》中有很多阐述。观《内经》厥字之意有三: 如《素问·阴阳应象大论》:"厥气上行,满脉去形。"此厥字作气逆解;同篇:"寒则厥,厥则腹满死。"厥作受寒而四肢厥冷解;《素问·生气通天论》:"使人煎厥""使人薄厥",厥作昏迷解。以气、血、痰、食为主要致病原因,其中以精神因素比较突出,病理为气机逆乱,升降失调,气血运行失常,如张景岳所说:"厥者,逆也,气逆则乱,故忽为眩仆脱绝,是名为厥。"

多年来,用针灸治疗气、血、痰、食厥证百余例,疗效尚属满意。今举治验如下,望同道教正。

（一）气厥

[实证治验举例]　张某,女,28 岁。因情志抑郁,经常胸闷不舒,头痛、头晕。今与其夫发生口角,突然晕倒,不省人事,四肢厥冷,口禁拳握,呼吸气促,给予切人中,按压肘窝、腿弯苏醒,省后哭啼不休。少时又突然抽搐,口禁不开,呼吸气促,脉沉弦,经某医院诊断为"癔病性癫痫",经治疗效果不显。诊为气机逆乱,上壅心胸,蒙闭窍隧,治以疏肝理气,开窍醒神,针刺人中丨,四关丄,两次即愈。

[按]　四关即双合谷和双太冲穴,合谷为手阳明大肠经原穴,太冲为足厥阴肝经原穴,前者主气,后者主血,两者配合能疏肝理气。人中为督脉穴,督脉循行入脑,刺人中能开窍醒神。

[虚证治验举例]　王某,女,26岁,素有头痛病史,头晕眼花,活动则心慌气短,胃呆纳少。今突然晕倒,面色㿠白,汗出肢凉,片刻苏醒,后因心情郁闷,晕倒不省人事,呼吸微弱,脉细无力。取内关丨,气海丶、×,3次,心慌气短大减,睡眠好转,胸脘舒畅,共针灸8次复常。

　　[按]　内关为手厥阴心包经络穴,通于阴维,能宽胸理气;气海为任脉穴,三焦之气出入之区,针刺加灸能温补元阳,调理气机。内关与气海配伍,能使清阳上升、浊阴下降,阴阳升降复常。

(二) 血厥

　　[实证治验举例]　司某,男,42岁,素有偏头痛史,经某医院诊断为"血管性头痛"。头痛如锥刺,甚则恶心呕吐,中西药治疗,时好时犯,劳累时发作频繁,不时晕倒,重则不省人事,口禁,面红唇紫,呼吸气粗,脉沉弦,血压156/93毫米汞柱。印象为血厥。给予针刺合谷透劳宫丄,行间丄,涌泉丄,针6次即愈。

　　[按]　合谷为手阳明大肠经原穴,主气;劳宫为手厥阴心包经荣穴,主血;行间为足厥阴肝经荣穴,主藏血。三穴配伍,能调节气机、镇肝降逆。由于阳盛则热,再用泻涌泉法从阴引阳,引热下行以降逆气,且涌泉为足少阴肾经井穴,能开窍启闭。四穴相伍,共奏平降血气上逆之功。

　　[虚证治验举例]　贾某,女,39岁,患功能性子宫出血一年,多次治疗,效果不显,曾因摘棉劳累,失血过多,头晕眼花,晕厥时四肢震颤,面色苍白,出冷汗,呼吸微弱,舌淡脉虚细,血压80/50毫米汞柱。针刺合谷丁,三阴交丁、×,膈俞×,三次血止。每经前五日针灸三次,治疗三个月病愈。

　　[按]　合谷为多气多血经穴,主气;三阴交为足三阴经交会穴,主血;膈俞为巨阳之俞,亦主血,能从阳引阴;三穴配合,补益气血,温固阳气。

(三) 痰厥

　　[治验举例]　孙某,男,52岁,素有哮喘性支气管炎,吐黄稠痰,胸闷憋气,心悸,喉中漉漉有声,哮喘经常发作。因炸辣椒被呛,顿咳不已,痰雍气塞,突然眩仆,神志不清达3小时之久,四肢发凉,呼吸气粗,舌苔白腻,脉弦滑。针刺少商↓,内关丨,丰隆丨,后苏醒,共针7次,未再发生昏厥。

[按] 少商为手太阴肺经井穴,主气,肺为贮痰之器,点刺放血能行气豁痰,开窍醒神。内关、丰隆为调中祛痰之穴。三穴配合,有标本兼顾之妙。

(四) 食厥

[治验举例] 刘某,女,31岁,素有迁延性肝炎,体质虚弱。因饭后复遇恼怒,胃脘闷胀不舒,恶心欲吐,彻夜胃痛,服去痛片后稍减,胀满如故。起床即感头晕眼花,突然晕倒,不省人事。诊见苔白厚腻,质淡红,脉象沉滑。针刺中脘｜,内关｜,足三里⊥,一次苏醒,3次症状消失,食欲增加,共针6次治愈。

[按] 中脘为八会穴之一,与内关、足三里配伍。内关理气,中脘和中,足三里消食,共收理气和中,消食导滞之效。

通过多年的临床实践,厥证用针灸治疗,确实疗效显著。正如已故名老中医蒲辅周所谈:"中医治疗急证,首先针灸,后则投药。"洵是经验之诚。针灸治疗厥证,根据临床表现辨证明确是重要的一环,而处方配穴、技术操作又是治疗的关键,只有两者紧密结合,才能收到得心应手之效。

附针灸符号说明:

｜——针刺,丁——补法,⊥——泻法,×——灸法,○——拔罐,↓——放血。

五、内关穴在临床上的应用

方吉庆,李历城.中国针灸.1984,(3):23.

内关穴是心主手厥阴心包经的络穴,主治范围颇广。笔者在应用内关穴治疗各种疾病过程中,积累了一些临床体会,现择其要者,加以整理,报道如下。

(一) 内关配肺俞治愈哮喘

王某,男,43岁。哮喘病已17年,每逢气候突变即发作。此次因用冷水洗澡,复感风寒,喘息发作,经口服麻黄素、氨茶碱喘息稍有缓解,继被棉絮绒毛呛嗓,喘息又复加重,不得卧,咳泡沫痰,胸闷憋气。检查:面色㿠白,唇紫,脉浮紧,舌苔白滑,体温36℃。经脉证合参,认为是外感时邪。寒痰阻肺,壅塞气机。治宜宣肺散寒，豁痰利窍。取内关理气豁痰，配肺俞宣肺散寒。每日 1次，每次留针 10 分钟，每两分钟运针 1 次，针后于肺俞拔火罐 10 分钟。15 分钟后喘息减轻，能安定屈膝侧卧，当日下午又针后拔火罐 1 次，症状消除。继又施术 6 次，以巩固疗效。

按：内关为手厥阴之络穴，又为阴维交会穴，阴维、冲脉合于胃心胸，阴维主一身之里，故刺内关可宽胸降气豁痰平喘。肺俞系足太阳膀胱经穴，又系肺之俞穴，肺俞为哮喘发作根源，针灸肺俞，断其根株。共奏疏散风寒，宣肺豁痰之功。

（二）内关配四关治疗抽搐证

宗某，男，47 岁。因家务纠纷，突然胸闷、憋气、浑身发麻，继而四肢抽搐，手抽如鸡爪，注射鲁米那，安静两小时后又阵发抽搐，牙关紧闭，再用鲁米那时罔效。故登门求治。其脉弦滑，苔白滑，余症同前。诊为肝气郁结，肝风内动。治宜疏肝理气，熄风豁痰，取内关配四关（即合谷双、太冲双）。内关施中度刺激（平补平泻），四关施强刺激（泻法），留针 30 分钟。针毕即能持碗饮水，安静休息，次日正常上班，再未复发。

（三）内关配足三里治疗胃脘痛

孙某，女，52 岁。素患慢性胃炎，今宿疾复发，上腹部持续性疼痛，伴恶心，呕吐。检查：脉弦稍数，舌质红，苔微黄腻，体温 37℃。证属肝气郁结，横逆犯胃，法当理气疏肝，和胃降逆。取内关、足三里，均采用强刺激（泻法）。针内关时针感传至腋，由此向下传至中指端；针足三里针感传至足背部，觉有沉重感。两穴交替反复刺激后留针 30 分钟，疼痛缓解。之后遗有脘部隐痛，依法复针 3次，以竟全功。

（四）内关配素髎治疗痛经

李某，女，24 岁。每逢月经来潮，腹痛如绞，有时卒然昏厥，曾多方求治，注射及口服药物罔效，故来要求针刺治疗。患者面色㿠白，脉细涩，苔少质淡。证属气虚血亏，血不荣胞，而致痛经；痛极有时阳气欲脱，则出现昏厥。法当理气养血,升阳固脱。取内关施轻刺激(补法),配素髎施中度刺激(平补平泻)。进针 5 分钟后,自觉少腹板硬消失,有重坠感。后逢月经前连续针 3 次,经潮仅有少腹隐痛,两腿酸楚,余无所苦。

（五）内关配金津、玉液治妊娠剧吐

王某,女,28 岁。怀孕 2 个月,饮食即吐,服药固难,注射药物效果亦不显。脉滑无力,苔少质淡,舌边有散在瘀血点。证属脾胃升降失调,胃气挟冲气上逆发为呕吐。治当健脾调胃,理气降逆。先针金津、玉液,刺要出血;后针内关,用平补平泻。隔日 1 次。首次针后呕吐大减,稍进汤液。再针而呕吐除。食欲增加,病苦霍然。

（六）内关配外关治内耳眩晕

赵某,女,41 岁。素有胃病史,正值纺棉之际,突患眩晕、耳鸣、恶心、呕吐,自觉天地旋转,闭目不欲睁眼,脘痞心悸,日发数次,逐日加重。经西医诊断为内耳眩晕症,其脉沉弦滑,苔白腻质红,血压为 100/60 毫米汞柱。证脉合参,当属痰蕴气阻,治当和胃降逆。取内关配外关,施中度刺激(平补平泻),留针 30 分钟,每 5 分钟运针 1 次,每日 1 次。依法治疗 12 次,临床症状消失,健壮如初,后未复发。

（七）内关配照海治梅核气

王某,女,41 岁。因家事纠纷,精神抑郁,胸闷不畅,咽部如塞絮棉,咯之不出,咽之不下,曾多次按慢性咽炎治疗,效果不显。其脉弦细,苔白滑,证系气郁痰阻,法当理气舒郁,豁痰利咽。取内关配照海,两穴均施中度刺激,针 3 次咽部清利,6 次诸症悉除。继针 6 次,以期巩固。后经随访,其病痊愈。

（八）内关配心应治疗冠心病心绞痛

王某,男,52 岁。素罹高血压冠心病,心绞痛为阵发性发作,每发作则沿手少阴、厥阴经脉疼痛,心胸痞闷,如重压感。舌质紫暗,苔薄白,脉沉弦。观其脉症,为气滞血瘀,胸痞疼痛,法当活血化瘀,通络止痛。取内关配心应(背部第五胸稚棘突下旁开 5 分,刺时针尖向内下方斜刺,进针约 0.8 寸),施中度刺激,针 15~30 分钟,疼痛即刻缓解。

体会

单用一穴可治疗所属脏腑的疾病,配伍它穴又可兼治其他脏腑的疾病,上述病例所选用的主穴及配穴,已说明了这一事实。同时也说明某些穴位既有各自的特殊作用,又有协同作用。而更重要的是临证辨虚实、明补泻,随着病情转化而随机应变,方能收到满意效果。

六、验 方 介 绍①

方吉庆. 山东医刊. 1965,(5):封四.

(一)治疗蜂窝组织炎方

方药:蜂腊、枯矾、官粉、香油各等量。

制法:将香油放入铁勺或小锅内,炼之无油花后,再将蜂腊、枯矾、官粉陆续加入铁勺或锅内,炒之无油花沫,以出烟为度。然后,将铁勺或锅内的油汁滤出,盛入干净瓶内备用。

用法:治疗前用开水加食盐少许冲洗患部。将上药用文火烤之溶化后,滴涂疮面,一日一次。

治验:笔者用此方治疗蜂窝组织炎多例,疗效甚佳,颇受群众欢迎。对皮肤感染穿孔流脓后,破溃不着、久不愈合、疼痒难忍者,均有显著疗效。现将治验病例介绍如下:

患者宋某,男,48 岁,黄墩区辛庄公社大坡村人。患者背部发生三个似黑饭碗口大小的蜂窝组织炎,从红润皮肤内钻出许多蜂窝状的脓孔,触之痛甚。曾用磺胺药类油膏涂敷,无效。患部日逐溃烂、流脓,久不收口。经用本方治疗,涂药数次后,痛痒止,脓水净,疮口渐小;共治疗半月,痊愈。观察 3 个月,未曾复发。

日照县黄墩区辛庄公社大坡卫生所　宋瑞瀚

---

① 验方介绍:为方吉庆收集的验方。

（二）白芷硫黄合成散治"黄癣"方

方药：白芷、硫黄各等量。

制法：先将白芷片置于铁锅内，用文火炒成末、呈黄色后，再加入硫黄。二药混合继用文火炒之，待硫黄遇热起火后，洒水熄灭三次。然后晾干，轧碎，研成细末储瓶内密闭备用。

用法：治疗前先将患处用肥皂水或高锰酸钾液洗净擦干，后将上制药粉加香油调成糊状涂于患处，其涂药范围及厚度以敷满患处，不露皮肤为宜。每日涂药一次即可。

治验：笔者用此方治疗黄癣共计 115 例，其中发病 2 年以上，致成全秃者 42 例，经治疗 2 个月余，痊愈者 38 例；4 例未愈，但大部好转。另 73 例发病长者 8 个月，短者 1 个月，黄癣面积占头部的 1/3，用此方治疗后，均痊愈；随访观察，其中有 5 例复发，又经本方治疗而愈。

本方在治疗过程中，未出现任何不良反应。兹举治验病例如下：

患者谢某，女，11 岁。患黄癣已三年，并遍及全头。曾赴各医院治疗数次，未愈。其父又在民间访名医，找单方、验方治疗，但仍难治愈。患者后来本院试用此方治疗 21 天，痊愈。经随访半年余，未再复发。

山东省菏泽市郓城县陈波人民公社医院　肖作盈

（三）治疗渗出型婴儿湿疹

方药：松香 1 钱、黄丹 5 分、铅粉 5 分、轻粉 5 分。

制法：将上药研细过筛，合香油调成糊状。

用法：将药糊涂于患处，每日涂 2~3 次。

治验：笔者用此方治疗渗出型湿疹 18 例，患儿用药 5~6 日后，湿疹即干燥、结痂，愈合；成人患湿疹后，用之亦有效，但不及婴儿效果显著。

山东省临沂市郯城县人民医院　薛声均

（四）治疗关节炎方：

方药：蓖叶。

制用法：

1. 外用热敷洗涤法：将蓣叶（数量不等）捣烂,然后放入锅内煮沸,熏洗或热敷,每晚一次,约40分钟。完毕后即可休息,勿着风凉。

2. 内服法：将蓣叶晒干或酒烘干,研成细粉,成人饭前每次服5分,一日3次。连服10日后,应停药3日,以后继续服用同上。如偏于热者清水送下；偏于风寒者黄酒送下；偏于湿者米汤送下。

3. 太阳透热法：即是将蓣叶敷于痛处用太阳晒,此法适于夏天,但目前烤电加敷蓣叶,有的病例亦能收效。

以上三种应用方法,内服与外用,均有疗效,如内外并施收效更好。但应注意的是：① 疼痛或肿胀消失后,应继续服用1个月,由一日3次改为每晚服一次,剂重1钱。② 服药期间要忌生冷、辛辣食物及房事等。

七、扬刺深针法治疗腱鞘囊肿38例（摘要）

方吉庆. 山东医刊. 1964,（7）: 36.

作者采用扬刺深针法治疗腱鞘囊肿38例,均取得满意的效果。

扬刺深针法,是根据内经长刺篇："入一旁四处,……"及甲乙经："正内一旁内四,……"的方法,而在临床操作上运用深刺留针来治疗腱鞘囊肿,故命名为"扬刺深针法"。

治疗时先以75%乙醇棉球于患处消毒,然后持1寸或1.5寸毫针,用左拇食二指固定囊肿,四周中央各刺一针,施提插术,每5分钟针一次,留针30分钟。起针后,再用乙醇棉球消毒局部,以防针孔感染。

在本组治疗的38例患者中,男14例,女24例。2~10岁者2例,11~20岁7例,21~30岁21例,30岁以上者8例。其中学生14例,职工6例,家务劳动者16例。经本法治疗,均全部治愈,其中针3次囊肿消失者为29例,占76.31%,5次者4例,占10.52%,8次者5例,占13.16%。

作者通过临床观察,有如下几点体会：

1. 扬刺深针法治疗腱鞘囊肿,一般施术3次即可消失。方法经济简便,又无副作用,值得试用。

2. 在刺法上必须将针刺入囊肿内,反复地施行提插术;在感通上产生一种酸麻胀沉重的感觉,每 5 分钟行针一次,即能收到预期效果。然而其中有的患者,采用浅刺,中间不施术或因畏针施术不当,临床观察疗效极差。

3. 治疗与护理必须相互结合,如有的患者治疗不久,经过一次剧烈活动局部又感胀痛,也有的在治疗期间用冷水洗衣服,局部胀痛不适。因此,我们初步体会,在治疗过程或治愈不久,注意过力活动和寒冷的刺激,效果可能更巩固一些。

八、针灸治疗口眼㖞斜疗效总结

方吉庆. 山东医刊. 1964,(11):44.

口眼㖞斜即现代医学所说的"颜面神经麻痹"。我们在临床所见:除少数因耳疾患、中风及婴儿瘫症外,绝大多数系因局部受冷风刺激(如迎风乘①车,靠窗睡觉等)而诱发本病。其表现症状主要是:口角歪斜、流涎、鼻唇沟变浅或消失、口角下垂、吐唾障碍等。几年来,我们采用针灸治疗本病共计 556 例,略加整理,分析介绍如下:

(一)临床资料分析

1. 性别与年龄:年龄最小者 3 岁,最大者 70 岁,发病率最高者 26~55 岁;男性多于女性。

2. 发病季节:春季发病者 116 例,占 20.86%;夏季 72 例,占 12.95%;秋季 184 例,占 39.09%;冬季 164 例,占 33.10%。由此可见,以秋冬为多,春夏季较少。

3. 发病原因:在 556 例中,受冷风寒邪刺激者 332 例,占 59.72%;"中风"症引起者 164 例,占 23.47%;耳疾患以及手术后外伤感染者 48 例,占 8.63%;婴儿瘫患者 12 例占 2.15%。

4. 病侧统计:本组病例左侧患病者 262 例,占 47.13%;右侧 284 例,占

---

① 乘:原为"来",据文义改。

52.87%，右侧多于左侧。

（二）治疗

1. 取穴
（1）主穴：颊车，地仓，太阳，四白，翳风，足三里，合谷，下关。
（2）配穴：头维，听宫，攒竹，颧髎，阳白，风池，迎香，巨髎，承浆，大迎，曲池，太冲，内庭等。

2. 手术操作：每次取 3~5 个主穴，配穴 1~3 个。在施术手法上，均采用补法（轻刺激），进针后施行旋捻细颤术，留针 10~15 分钟，每五分钟行针 1 次。

3. 治程：初次每日针灸 1 次，一个疗程后每隔日 1 次，针灸 6 次为一疗程。

（三）治疗效果

1. 患病时间与疗效关系：患病时间愈短，治疗效果愈佳；患病时间愈长，而治疗效果愈差。见表 1。

表 1　患病时间与疗效统计

效果 例数 时间	例　数	治　疗　效　果			
		痊　愈	基本痊愈	进　步	无　效
1~30 日	270	96	72	92	10
1~3 个月	92	36	8	20	28
3~6 个月	74	4	16	24	30
6 个月~1 年	84	0	12	20	52
1~3 年	46	0	0	2	34

2. 疗效与次数：5 次以内者 76 例，占 13.67%；6~10 次 214 例，占 38.49%；11~15 次 74 例，占 13.31%；16~20 次 88 例，占 15.83%；21~25 次 64 例，占 11.51%；26~30 次 26 例占 4.67%；31~40 次 14 例，占 2.52%。见表 2。

表 2　疗效与次数统计

次数 \ 例数 \ 效果	例数	治疗效果			
		痊愈	基本痊愈	进步	无效
5 次以内者	76	2	12	20	42
6~10 次	214	36	28	38	112
11~15 次	74	12	18	44	0
16~20 次	88	36	26	26	0
21~25 次	64	28	10	26	0
26~30 次	26	20	4	2	0
31~40 次	14	2	10	2	0
合计	556	136	108	158	154
百分比	100	24.46	19.42	28.42	28.41

3. 疗效标准：

（1）痊愈：症状及体征全部消失。

（2）基本痊愈：静止时外观恢复正常，但在笑时口仍稍有向健侧歪斜。

（3）进步：自觉症状及他察症状有改善。

（4）无效者：针灸 10 次症状毫无改善。

（四）病例介绍

例一：患者孙某，男性，38 岁，住山东师范学院，门诊号 24350。

问：因受凉左侧头疼，发热，流鼻涕，全身不舒，忽然感觉左侧面部松弛，左眼睑不能闭合，左口角流涎。

望：体格发育一般，苔白薄舌质淡红，左眼睑不能闭合，口向右歪，精神萎靡。

闻：声息正常。

切：沉细。

印象：口㖞（颜面神经麻痹）。

治疗：

针灸穴位：颊车、地仓、下关、阳白、合谷、翳风、风池、承浆，以上各穴均左侧。

手法：轻刺激（补），旋捻细颤术，留针 10 分钟。

治疗情况：针灸 4 次，嘴歪斜较前好转，左眼能闭合，颜面自觉轻松，共针 10 次症状完全消失恢复正常。

例二：王某,女性,50 岁,住经四路 435 号,门诊号 5856。

问：口眼㖞斜已 18 天,初起因受凉偏头疼,并有木麻感觉,第二天起床后,口向左歪斜,面部运动弛缓,眼睑不能闭合,饮水口角外溢,经他医院治疗 3 次,效果不显著,故来针灸。

望：面色苍白(呈贫血状态),舌苔白薄,右眼睑不能闭合,并有浮肿现象,表情苦闷。

闻：呼吸正常,言语謇涩。

切：弦细。

印象：口㖞(颜面神经麻痹)。

针灸穴位：颊车、地仓、下关、头维、太阳、合谷,上穴均右侧。

手法：轻刺激(补),施用旋捻细颤术,留针 10 分钟。

治疗情况：针灸 3 次头疼已愈,口眼歪斜好转,言语清晰,针灸 10 次后眼能闭合,口不流涎,但口仍微歪斜,经继续治疗,共针灸 21 次,病情痊愈。

(五)讨论

1. 口眼㖞斜的发生、病机、症状,均有详细的记载,如巢氏《诸病源候论》风口㖞候说：“风邪入手足阳明,手太阳筋……故口㖞僻,言语不正而目不能平视”,妇人杂病门僻风候也说：“伤风口㖞,是体虚受风,风入于挟口之筋……故曰口僻也”,医学入门又说：“风邪初入,邪气反缓,正气反急,以致口眼㖞斜”。由此可知,口眼㖞僻,属足阳明、手太阳两经为主的感受风邪,古人认为受邪之处,筋脉不用而缓,无邪之处正气独治而急,缓者为急者所牵引,则口目为僻,即受邪之处麻痹,而口歪向健侧。根据祖国医学所记载的口僻症状分析,它和现在医学所说的颜面神经麻痹是相吻合的。

在针灸治疗方面,祖国医学也有很丰富的记载,如《甲乙经》：“口僻,颧髎及龈交,下关主之;口眼㖞斜,完骨主之;口不能承水浆、口僻,水沟主之;口僻外关主之;唇吻不收,合谷主之;口㖞不遂,失欠不开,翳风主之。”《杂病穴歌》说：“口眼㖞斜流涎多,地仓颊车乃可举。”《玉龙歌》也说：“口眼㖞斜最可嗟,地仓妙穴连颊车。”《针灸大成·治证要诀急要》又说：“口眼㖞斜,听会颊车,地仓,风㖞向左者灸右,㖞向右者灸左。”我们也根据祖国医学口㖞僻的治疗原则,辨证处方配穴,本病多由风邪所乘,导致筋脉失养,呈现麻痹状态,因此,在治疗上均以散风活络的总则进行针灸。在处方配穴方面,以颊车、地仓、合谷为主要穴位,因手足阳明经皆循行于面,故以此腧穴为主。

2. 在手法上由于本症属于虚症,均使用补法(轻刺激),留针不超过15分钟,在556例临床观察中,由于手法不当,留针时间过长,疗效都很慢,因此,体会到无论何种刺激,最初总是兴奋,刺激达到一定限度时,即发生质的变化,由兴奋过度或快的转变为抑制过程,兴奋之极,即为麻痹,这是兴奋的特殊形态,意味着《内经》所说的"补泄毋过其度①,补泄反其病反益②"的道理,因此补泻手法上应适为其度,假若过犹不及即能影响疗效。

3. 发病时间的长短与疗效的关系:在556例临床观察中,时间的长短对疗效是有一定影响,尤其是从发病原因中体会,在332例受冷风寒邪侵袭的病例,发病时间越短,疗效越高,发病时间越长,则疗效较差。

4. 针灸治疗与护理须要结合好,本病喜暖恶寒,喜静恶乱,如有的病例,经针灸后麻痹有些好转,但突然受到精神的刺激或汗出复感冷风寒邪的侵袭,使活动现象可导致减退或完全消失,再进行针灸,疗效就难令人满意。

5. 在556例中,临床所见个别病例,左侧麻痹将近愈,而突然右侧又麻痹,另外也有的病例,产生瘫痪肌的挛缩,或联带运动(联运),挛缩表现为病侧,半面肌肉特异抽缩,口角歪向病侧,鼻唇沟加深眼睑缩小,往往误认为健侧是病侧;但让病人做主动运动如露齿时,即可发现挛缩侧肌肉并不收缩。临床观察常见的联动,当病人瞬目时,即发生唇颤动;倘露齿时,眼睛就不自主地闭合着;或在试图闭目时,额肌发生收缩;如闭住一侧眼睛时,同侧的口角不自主地歪斜着。也有的在进食咀嚼时,即有眼泪流下,或颊部皮肤汗液分泌等现象。

上述病变按祖国医学理论臆测可能是营卫受损,经络阻遏,气机失调,筋脉失养所致。

针灸治疗口眼㖞斜的机转问题,尚不能作出满意的解释,按祖国医学理论:可能是通过针灸的刺激,调节经络之气,旺盛营卫气血,祛邪扶正,使机能

---

① 补泄毋过其度:《灵枢·五禁》为"补泻无过其度"。
② 补泄反其病反益:《灵枢·邪气藏府病形》为"补泻反则病益笃"。

恢复正常,这仅是一般的解释,是否恰当,有待与同道们共同研讨。

九、针灸治疗传染性嗜伊红细胞增多症 11 例疗效总结

方吉庆. 山东医刊. 1963,(6):24.

传染性嗜伊红细胞增多症,系一种呼吸道传染病。其临床特点咳嗽、胸闷、气喘,午后午前夜间较重。目前在治疗上尚无特效疗法,尤其针灸治疗文献罕少报告,因此本组以针灸治疗,本着中医辨证论治的原则,按证取穴在临床上摸索经验,由于时间较短,仅初步总结以供参考,不当之处敬希指正。

(一)病例选择

本组重点观察治疗对象均系急性期临床症状比较典型的成年人:男性有 4 人;女性 7 人。在年龄上,18~25 岁 6 人,26~35 岁 3 人,36~51 岁 2 人,共 11 人。

(二)临床分析

1. 症状分析:主要呼吸系统症状比较明显,咳嗽,初为干咳,尤以日落午前夜间比较明显,多呈阵发性的,持续 20 分钟左右。有胸闷、发冷、发热、头痛、头晕、流鼻涕或鼻塞,呼吸困难呈端坐呼吸,尤其是吸气比呼气短,夜间喘息,不同程度的气喘。咳嗽可引起胸疼、呕哕,由于发作较重连夜不能入睡,可有全身疼或肢节疼。另有消化道症状,如腹疼、腹泻、便秘、食欲不振。咳嗽可吐出白色泡状样痰,亦有并发耳鸣、结合膜炎者。见表 1。

表 1 症状分析统计表

症 状	例 数	百分比(%)	症 状	例 数	百分比(%)
咳嗽	11	100	不能入睡	6	54.55
胸闷	7	63.6	身肢节疼	4	36.36
发冷	2	18.1	腹痛	4	36.36
发热	7	63.6	腹泻	3	27.27
头痛	10	90.9	便秘	1	9.1
头晕	10	90.9	食欲不振	1	9.1
流涕	2	18.18	吐白泡状痰	10	90.9

症　状	例　数	百分比（%）	症　状	例　数	百分比（%）
呼吸困难	11	100	吐黄痰	1	9.1
出汗	3	27.27	耳鸣	1	9.1
胸痛	10	90.9	结合膜炎	1	9.1
呕哕	1	9.1			

2. 体征分析：本组患者均有轻重不同的扁桃体肿大与咽部充血，耳后颌下腺肿大，以及腹股沟淋巴肿大等。胸部听诊似鼾音或笛音及呼吸粗糙音。见表2。

表 2　体 征 分 析 表

体　征	例　数	百分比（%）	体　征	例　数	百分比（%）
扁桃体炎	2（+） 4（++） 5（+++）	18.18 36.36 45.45	肝肿大（-） 脾肿大（-）	（-） （-）	
咽部充血	11	100	胸部 鼾音	3	27.27
耳后颌下肿	11	100	笛音	6	54.55
腹股沟淋巴肿大	10	90.9	呼吸音粗糙	2	18.18
舌炎	1	9.1			
合计	45				

3. 化验检查：本组患者在血象上作了白细胞总数和分类的临床观察，以及嗜伊红白细胞绝对值的观察，初次就诊化验结果：

（1）本组白细胞总数在正常以内者3例，占27.27%，超出正常范围8例，其中7 100~80 001例，8 100~100 004例，10 100~150 003例，占72.73%。

（2）中性白细胞分类本组患者一般减少。35%~40%2例（18.18%），45%~50%5例（45.45%），51%~60%4例（36.36%）。

（3）淋巴细胞分类：本组患者淋巴细胞一般均在正常范围：20%~25%4例（36.36%），26%~30%6例（54.55%），其中有1例，18%（9.1%）。

（4）嗜伊红白细胞分类：本组患者分类均高：24%~30%7例（63.6%），31%~35%2例（18.18%），36%~40%2例（占18.18%）。

（5）本组大单核分类均属正常范围1%~2%8例（72.7%），3%~5%3例（27.27%）。

（6）嗜伊红细胞绝对值数：本组患者嗜伊红细胞均增高，600~1 000毫米^{3}者1例(9.1%),2 010~3 000毫米^{3}5例(45.45%),1 010~2 000毫米^3(36.36%),3 010~4 500毫米^3(9.1%)。

（7）痰的检查：6例患者查痰均未查到寄生虫卵及蛔虫的幼虫，见到1例痰中嗜伊红白细胞分解成夏科雷质结晶体的现象，未查到细菌，但其中一例G+荚双。白细胞(+)2例，(++)2例，(+++)3例，嗜伊性细胞其中95%1例；36%2例；26%1例；6%1例。

（8）本组6例患者的尿液查蛋白均为阴性，与细菌感染不相符合。

（9）9例患者大便检查未见血吸虫卵。

（三）治疗方法

本组主要以针灸治疗，根据临床症状和轻重缓急不同阶段论治，初期主要以疏散表邪解毒为主，中期主要以止咳定喘宽胸利气为主，末期（恢复期）主要以滋阴润肺、培土生金、益气调和阴阳、疏通营卫为主。分期辨证取穴见表3。

表3　病期辨证治疗统计表

病期	主 要 症 状	体　　征	主 要 俞 穴
初期	发冷、发热、头疼、头晕、流涕或鼻塞、咽疼、肢节疼或身痛、咳嗽、吐白色泡样痰，午后午前夜发作较重	脉浮细数或浮弦紧象，舌质淡红而嫩，苔色薄白或无苔，咽部充血，扁桃体均有不同程度肿大，淋巴结肿大	足太阳经：大杼、肺俞二穴手太阴肺经：列缺一穴
中期	咳嗽、气喘、胸闷、气短或呈端坐呼吸、吐白痰或黄痰，午后、午前、夜呈阵发性发作喘息不得合眼	脉浮滑数或浮紧而弦，舌质红，苔色白滑或后部白，黄而腻前无苔，扁桃体肿大，耳后颔下淋巴肿大，腹股沟淋巴肿大	足太阳膀胱经：肺俞穴任脉：天突、膻中穴足阳明胃经：丰隆穴
末期（恢复期）	一切症状减轻或消失，但此期血中嗜伊红白细胞仍未恢复正常	脉浮缓或沉缓，多呈现沉细，舌质红嫩，苔色薄白而润	足阳明胃经：足三里穴手太阴肺经：中府穴①太阳膀胱经：肺俞穴足少阴肾经：太溪穴

注：备用穴在讨论部分叙述。

（四）疗效观察

1. 为了探讨针灸的疗效，6例患者作了针前针后血象观察。一般患者针

---

① 穴：原无，据上文体例补。

刺后再进行血检嗜伊红细胞下降明显的改变。其中一例由 1 300 毫米³，降 350 毫米³，一例由 2 600 毫米³ 降至 820 毫米³（降至 2 倍）。

表 4　六例患者针前针后血象 EO 改变情况

病　例	性　别	年　龄	嗜伊红绝对值 mm³		
			针刺前	相隔时间	针刺后
许　某	男	30	2 600 mm³	40 分	820 mm³
周　某	女	51	1 600 mm³	35 分	980 mm³
项　某	男	18	2 000 mm³	40 分	800 mm³
张　某	女	33	2 800 mm³	25 分	2 400 mm³
苗　某	女	18	1 900 mm³	40 分	800 mm³
张　某	男	18	600 mm³	35 分	1 060 mm³
徐　某	男	19	1 300 mm³	40 分	350 mm³

2. 针灸次数与疗效情况：本组患者针灸 1~4 次症状消失者 5 例，占 55.5%；针灸 5~8 次症状基本消失 2 例，占 22.2%；9~11 次与 12~13 次症状基本消失各 1 例，占 11.1%，9 例患者平均针灸 4.11 次，症状基本消失。

3. 治疗天数的统计：本组 11 例患者统计 3~7 天痊愈者 4 例，占 63.3%；8~10 天治愈者 3 例，占 27.2%；11~13 天治愈者 4 例，占 36.3%。

4. 11 例患者病程治疗前后及血象改变情况：嗜伊红白细胞绝对值和分类均降正常，见表 5。

表 5　11 例患者治疗前后血象改变情况

项目 病例	性别	年龄	治疗前							治疗后						
			WBC	EO	分类					WBC	EO	分类				
					Z	E	L	M	B			Z	E	L	M	B
项　某	女	51	9 500	4 500	32	41	26	1	0	8 300	250	65	5	28	2	0
张　某	男	18	5 400	1 050	50	18	32	0	0	7 000	350	49	7	40	3	1
徐　某	男	58	900	1 300	57	31	11	0	1	10 700	250	70	7	20	3	0
周　某	女	51	7 400	1 600	51	27	20	3		7 600	350	60	8	26	3	0
项　某	男	18	9 500	2 000	47	25	27	1	0	8 100	350	61	5	25	5	0
张　某	女	33	11 400	2 800	54	28	16	2	0	5 400	150	63	8	20	3	0
苗　某	女	18	9 000	1 900	53	26	19	0	0	10 300	250	65	8	26	1	0
崔　某	男	33	6 800	2 800	68	36	14	1	0	8 500	100	63	1	34	2	0
张　某	女	18	7 000	2 000	0	0	0	0	0	7 000	1 000	65	5	26	4	0
张　某	女	18	0	800	0	0	0	0	0	6 100	50	61	1	25	3	0
徐　某	女	50	5 500	600	0	0	0	0	0	0	10	0	0	0	0	0

（五）讨论

针灸治疗嗜伊红细胞增多症应本着"辨证论治"的原则，要根据病邪犯肺的轻、重、缓、急、程度分期进行辨证论治。初步临床观察，整个病程在治疗上划分：初期、中期、末期三个阶段。在初期主要以疏散表邪解毒为主。中期主要以止咳、定喘、败毒、宽胸、利气为主。末期（恢复期）主要以养阴润肺，培土生金，调和阴阳，疏通营卫为主。在辨证立法取穴配穴方面：初期取足太阳膀胱经：大杼、肺俞二穴；手太阴肺经：列缺穴，此三穴具有疏散表邪解毒之功。中期取手太阴肺经的尺泽穴，清肺败毒；取任脉：天突、膻中二穴，宽中利气；取足阳明胃经：丰隆穴和足太阳膀胱经：肺俞穴以祛痰、止咳、定喘。末期（恢复期）以足三里培土生金，以足少阴肾经太溪润肺。而此期一般内伤阴虚，余毒未尽（嗜伊红细胞仍未恢复正常），故用此穴"壮水之主、以制阳光"，扶正搜邪，以足太阳经肺俞穴和手太阴肺经募穴，中府一则清调肺气，二则因肺俞穴是经气转注之处，中府是经气聚集之处，二穴且有调和阴阳疏通营卫之功。因此病程阶段的不同，给予不同的治疗方法，即收到满意效果，但是任何疾病都有一定的演变规律。由于人的体质体征健康状况不同，而症状往往错综复杂，而本病就是如此，虽是有三期之分，但不要机械地拘泥固守，故在临床上必须审其所因，治其所主，正如《内经》所说的"先其所因，而伏其所主①"的道理。抓住主要方面，寻源治其所主，灵活辨证配穴处方，如痰多不减，配中脘；胸部烦闷配内关穴；咽疼扁桃体肿大刺少商、经渠二穴；如痰火上逆头痛、头晕者刺"鱼际"；恶心呕哕者刺"金津、玉液"；如上焦肺气宣化失常、中焦脾气运化失职，而导致消化不好、腹胀、便秘或腹泻者，配支沟、章门、天枢三穴；如水亏火旺、心烦不得眠者，应补太溪，泄神门；如痰火导致耳鸣者刺手少阳经液门穴。

总之，随证候的演变而处理。在四诊和各种物理客观检查的指导下辨明阴阳表里寒热虚实的属性辨证取穴。至于手法问题，本着内经所说的虚则补之，实则泄之。热则疾之，寒则留之，陷下则灸之，不虚不实以经取之，菀陈则除之的治理。另外，刺针的方面深浅度，针后得气程度的大小在疗效上，有相

---

① 先其所因，而伏其所主：《素问·至真要大论》为"必伏其所主，而先其所因。"

当关系,本组临床患者的初步体会能否取得疗效,关键问题取决于手技、操作正确与否,因此将本组治疗的常用穴,在临床上有如下体会:

"肺俞""大杼"二穴,呈45°针刺得气后(初期阶段),第一次旋捻80转左右,在感痛上病人自觉酸、麻胀或涉及四围左右约5厘米,先向下反射,后向上反射,上下直径约20厘米(上至颈部,下至腰部),但有时涉及两肋,在留针时,病人自觉如背负重物地沉重感,待病人自诉全身皮肤尤以背部似热非热,漉漉出汗为度,即可收到一定效果。

"列缺穴"针刺方向呈25°刺入,得气后一般感觉麻胀至大指,然后向里调方向,沿肘上臂至肩部,痠沉重感觉,每10分钟行针1次。

"尺泽穴"除发热病人表现肺实证候应用三棱针出血外,一般常规针刺法,针尖方向偏向外,垂直刺入得气后施用旋捻术,病人自觉酸麻胀感向上涉及肩部或腋窝,有时牵涉到锁骨下,留针时间一般40分钟左右。

"天突穴"手术操作是以左手食指逼气管,右手拇食二指持针沿着胸骨柄,呈垂直刺入达一寸或一寸五分为度,施用旋捻细颤术,患者初感如塞状样感觉,随即趋向轻松。留针一般不超过20分钟。

"膻中穴"针刺方向呈15°向下沿皮刺入,在感觉上,病人感觉向四周扩散,如喘息较重的病人,可以用拇食二指提捏起内皮施行提插术,留针40分钟或1小时。

"中府穴"针25度角针刺,单用手法施旋捻术在9例患者的临床观察中用电针疗法较好,双穴通电要注意隔五分钟阴极或阳极交换,在感觉上维持平衡,初步观察脉动电流效果较佳,通电后,病人感觉麻胀全胸,但上胸部较重,乳下较轻,一般病人感觉通电时痞闷沉重,起针后才感觉畅快。缺点是起针后胸大肌不定时的痉挛,但很轻微,四小时后逐渐消失,可能与电流较大有关。

"足三里"针刺方向呈90°垂直刺入,得气时病人感觉麻胀感至足心、足趾,再施术渐渐反射到股骨上端,腹股沟部或少腹部,留针后,自诉有特殊的沉重感,每五分施术1次,留针时间一般40~60分钟,各穴的初步临床效果观察,本穴具有明显的降低嗜伊红细胞的作用。

为了探讨针灸的疗效情况,本组7例患者作了针前针后血象对比,其中除一例嗜伊红细胞绝对值由600毫米^{3}上升至1 060毫米^{3}外,余六例均有不同程度的下降。例如,徐某针前检查嗜伊红细胞 1 300 毫米^3,针后再随着检查血象下降 350 毫米^3(正常值),余 5 例有的降两倍,有的下降一半①(见表 5)。

针后嗜伊红白细胞下降和症状减轻是成正比的,例如第一次初期阶段在北辛大队部试验徐某第二天复诊,患者主诉,四晚因喘息未得平卧入睡,针后晚上平卧安睡了一宿。例二周某同样如此针后能平卧安然入睡,这说明不仅针灸能使嗜伊红细胞下降,同时能缓解症状。因此针灸在症状急性发作阶段,嗜伊红细胞下降和症状减轻是成正比的。但在末期阶段嗜伊红细胞针后也能下降,但往往症状消失了,嗜伊红细胞还未恢复正常,其原因尚未弄清,有待进一步研究。

在补泻手法上,在治疗过程中发生了很多值得研究的问题,有的畏针,不能达到施术的目的,如患者张某初针时畏针,针刚刺入片刻便出现晕针的前躯症状,起针后,再进行血象检查,嗜伊红细胞由 600 毫米^3 上升至 1 016 毫米^3。第二天来复诊,以精神疗法解除畏针(在针刺时用谈话的方式二用咳嗽的方式),乘机将针刺入,解除了精神紧张状态,终于达到施术的目的,起针后再进行血象检查,嗜伊红细胞由 1 060 毫米^3 降至 50 毫米^3。

关于补泻手法问题,在临床上施用观察了若干种如迎随补泻,提插补泻,子午补泻,轻重刺激补泻等对比探讨疗效。本组多数患者施用兴奋和抑制两种。兴奋在手技上时间短暂,留针短,捻针次数较少,顺经施术感觉一致。抑制在手技上,逆经施术,强烈持久的刺激,麻胀感达到难以忍受为度,在留针过程中施术次数多一般五分钟施术一次,留针时间一般在 40 分钟以上。穴位的补泻不是所补均补所泄均泄的一致性,而是遵循着虚则补其母实则泄其子的原则。如表现肺实的症状重泄尺泽,如表现肺虚的症状应补足三里等,依此类推,反之会出现反结果,例如本组患者张某入院两天在急性发作时肺部表现实症状,而在诊脉时发现促脉,现在医学所说的间歇脉,在手法上施用补泻配内关,针前验血是嗜伊红白细胞 750 毫米^3,针后验血嗜伊红白细胞绝对值是 2 200 毫米^3。又观察了一例亦是如此,我深深体会到由于手技的不同会出现不同的结果,至于病理机制问题,有待于进一步探讨。

---

① 半:原为"倍",据文义改。

针灸治疗嗜伊红细胞增多症,初步观察能够缓解症状,同时具有降低嗜伊红细胞的作用。至于机制问题,按着中医理论,主要是通过针的刺激疏通经络调和营卫气血使其阴阳协调而消除疾病,按现在医学估计可能是作用于神经—神经体液的调节—通过针刺激兴奋传入中枢丘脑,再由丘脑刺激传达大脑垂体前叶引起肾上腺激素分泌,以致肾上腺皮质机能亢进,而使嗜伊红细胞下降,但仅是一般的解释,而对于手法不同的相反反应,穴位的特异性,尚不能说明问题,至于患者张某晕针出现的相反反应(嗜伊红细胞由 600 毫米^3 上升至 1 060 毫米^3),可能是交感神经兴奋所致。

十、气至病所的研究

—针刺郄门穴对期前收缩的影响

曹振华,徐鸿文,方吉庆,乔进. 山东中医学院学报. 1979,(3):60.

根据《外台泌要》"手心主郄,去腕五寸……主心痛……"的记载和经络学说关于手厥阴经属心包的理论,在多年的临床实践中,选以郄门为主穴治疗冠心病心绞痛等心脏疾患,并作了报导[1]。继后发现郄门穴对器质性心脏病尤其冠心病所致的期前收缩具有较明显的疗效。本工作选择呈现期前缩(室性或房性)而临床和实验室诊断确为冠心病或其他器质性心脏病病例,以心电图为指标,观察计刺郄门对期前收缩的影响。

(一)方法

1. 观察对象

严格选择器质性心脏病所致期前收缩病例,对属功能性者加以排除。所观察对象均详细记录病史、体格检查、血压、胆固醇、脂蛋白、甘油三酯、眼底、心电图或心功综合检查,通过综合分析,最后作出确切的西医诊断和中医辨证分型。对冠心病病例,则依据 1973 年全国冠心病座淡会诊断标准选定。在本工作所选定的 16 例期前收缩患者中,男性患者 10 例,女性患者 6 例。其中,27 岁者 1 例,34~44 岁者 5 例,45~50 岁者 3 例,50 岁以上者 7 例。诊断冠心病者 15 例,风湿性心脏 1 例。室性期前收缩者 15 例,房性期前收缩者 1 例,合并完全性右束枝传导阻滞者 2 例,不完全性右束枝传导阻滞者 1 例。

2. 针刺和观察方法

检查前一周停服任何治疗心脏病的药物,并停止其他有关的治疗。研究工作统一在上午 8~11 时进行。患者可进饮食但不饱餐,至研究室后静坐休息 30 分钟,并不再吸烟,在被检查的时间内,不做影响情绪的活动,不过多谈话。室温保持在 20℃ 左右。

施针固定由一位经验丰富的针灸医师进行。针刺双侧郄门穴,直刺,深度为 1 寸,以患者得气为度。针刺感(胀麻感)可传至中指、腕、肘或肩部。留针 15 分钟,其间每隔 5 分钟捻针 1 次。

针前先观察记录心电图作为针前对照。针后 30、60、90 分钟分别观察记录。使用日本产 RM－46 型多导生理记录仪,对心电变化进行监视并作描记,计算每分钟期前收缩的次数。

（二）结果

本文观察了 16 例期前收缩患者,针刺双侧郄门穴前和针后的期前收缩出现的频率如表 1。

表 1　针刺前后期前收缩频率表

	期前收缩出现的频率（次/分）			
	针 前	针 后		
		30 分	60 分	90 分
1	14	0	12	0
2	11	8	6	1
3	17	10	10	
4	36	32	31	29
5	8	6	4	4
6	10	0	9	7
7	7	2	3	2
8	18	6	7	8
9	4	1	1	1
10	6	2	2	3
11	3	3	0	1
12	36	35	37	35

	期前收缩出现的频率（次/分）		
针 前	针 后		
	30分	60分	90分
13　　　9	5	5	7
14　　　42	38	40	40
15　　　40	37	32	40
16　　　20	17	16	17

经统计学处理表明，针前分别与针后 30、60、90 分钟时出现的期前收缩频率相比，均有非常显著的差异（$P<0.01$）。

（三）典型病例

患者晋某，男，68 岁，汉，干部，住济南，脑力劳动者。

患者时感心前区有压迫感一年，高血压病史十二年。血压 170/90 毫米汞柱，尿常规正常，尿糖阴性，胆固醇 202 毫克%，甘油三醋 98 毫克%，心率 65 次/分，心电图诊断为慢性下壁心肌供血不足并室性期前收缩。中医根据患者心悸气短，眩晕失眠，畏寒，痰白，小便清长，舌体微红苔薄白，脉呈结脉并有弦滑之象，辨证诊为心阳虚型胸痹。针刺双侧郄门前，期前收缩 11 次/分；针刺后 30 分钟时为 8 次/分，60 分钟时为 6 次/分，90 分钟时为 1 次/分。

（四）讨论

祖国医学认为"诸脉皆通于脏"，提示体表与内脏之间具有一定的内在联系。《灵枢》指出手厥阴经与心包相连，该经"起于胸中出属心包络……入肘中，下臂，行筋之间"。《外台秘要》曰："手心主郄，去腕五寸……主心痛……"；《针灸大成》曰："掌后去腕五寸，手厥阴心包络脉郄。主……心痛呕哕，惊恐畏人，神气不足"。上述记载均说明郄门穴对心脏病变具有治疗作用。经络是联系体表内脏、运行气血的通路，它对人体机能具有调节作用。针刺穴位可以激发经络的调节机能。《灵枢·九针十二原》曰："为刺之要，气至而有效"。气至病所乃是治疗成功的关键。本次工作中，针刺郄门穴对期前收缩的作用，也提示气至病听主治所及。

关于体表—内脏相关的研究工作，随着针灸和针麻原理研究的不断深入和发展，越来越引起国内外学者的重视，尤其以体表和腹腔脏器间相关的研究报导为多，山东医学院、沈阳医学院、中山医学院等做了大量的工作。[2~4]

本文仅讨论体表的郄门穴与心脏之间相关的问题。郄门穴处有正中神经的分支分布，其传入部分与 $C_5 \sim T_1$ 节段相连，经交感神经链的颈中、下神经节与心脏密切相关。所以针刺郄门穴后，传入的冲动经同节段中枢的整合，通过支配心脏的传出神经，影响心肌细胞的电位活动和收缩功能。针刺该穴对期前收缩有治疗效果，可否推论治疗效果为针刺能纠正前收缩是心肌细胞的电位活动所致。目前认为，心肌自律性的影响因素为舒张期自动除极化的速度，这又取决于心肌细胞 Na^+ 内流和 K^+ 外流的速度。当心肌细胞膜对 Na^+ 的通透性增高而对 K^+ 的通透性减低时，细胞内 Na^+ 和 K^+ 相对增多，故细胞内电位的负值迅速降低，心肌细胞电位的第四期坡度增大。同时，细胞膜对 Na^+ 通透性的增高还可使阈电位水平降低，这些均使自律性增高，易于出现心动过速或期前收缩[5]，而膜的通透性与 cAMP（环—磷酸腺苷）有关[6]。针刺效应可能是通过影响 cAMP 而降低了心肌细胞膜对 Na^+ 的通透性，使之接近正常水平。此外，心肌细胞的自律性尚与舒张期电位水平有关。在冠状动脉供血不足、心肌梗塞或洋地黄中毒时，由于钾泵功能降低，K^+ 内流受阻，形成膜内外 K^+ 浓度差减小，导致 K^+ 外流减少，使细胞内电位趋向正值，故自律性亦增高而易诱发室性心律失常。针刺效应也可能是促进了钾泵功能的恢复。

还需提出的是针刺郄穴时，传入冲动是否到达迷走中枢、如何进整合、对心脏起何种作用，以及传入冲动通过对高级植物性中枢—大脑边缘系统的影响而反射的对心脏发生作用等问题，均有待深入研究。

（五）小结

本工作严格选择冠心病所致期前收缩患者 15 例，风湿性心脏病所致者 1 例，观察双侧郄门穴针刺前后期前收缩出现的频率，结果有明显的差异，提示体表内脏相关，气至病所，主治所及。

本文以手厥阴经属心包依据，讨论了针刺郄门穴对期前收缩患者具有疗效的可能机制，提出了存在同阶段反射和影响心肌细胞电活动特性的可能性。

参考文献：

［1］方吉庆.针灸辨证治疗冠心病心绞痛,中西医结合防治研究心血管病资料,中医研究院,1977,（9）：10~11.

［2］刘磊,曹振华.交感神经在内脏痛反应中的作用及阳极通电的抑制效应,科学通报,1978,（2）：122.

［3］沈阳医学院针麻研究组：经络穴位和神经阶段支配的相关规律性,针刺麻醉原理的探讨,人民卫生出版社,1979,68－77.

［4］中山医学院等：胃牵拉反应与电针效应,针刺麻醉原理的探讨,人民卫生出版社,1974,383－390.

［5］Med. Clin. Nor. Amer. ,60（2）：213－232,1976.

［6］EarlW. Sultherlan：Science,177,401－470,1972.

十一、针刺内关穴对冠心病人心缩间期的影响

李韶雄,于秉振,邢志淑,刘京璋,方吉庆.山东医药.1978,（6）：3.

内关穴是古人治疗心血管病的主穴。1974年我们发现对可疑冠状动脉粥样病变（简称冠心病）病人,针刺内关等穴后,心电图 $T_{V4\sim6}$ 较针前升高,并能持续数十分钟之久[1]。对心脏,内关穴与外关穴、温溜穴、足三里穴比较有明显的特异性作用[2-3]。在此基础上,我们探索了针刺内关穴后 $T_{V4\sim6}$ 升高的意义,初步发现电针刺激箭毒麻痹下狗的内关区后,冠状窦流出量显著增多,而刺激足三里区则无变化[4]。提示内关穴能增加冠脉循环。近来国内不少单位报告针刺或药物刺激内关穴不仅能缓解冠心病症状,而且使部分人的异常心电图转为正常[5-6]。本文用心缩间期为指标,研究针刺内关穴前后心室肌收缩功能的变化。发现心电图呈缺血型改变的冠心病患者,针刺内关穴后,心缩功能有所改进,从而再次证实内关穴对心脏的作用。

（一）方法和材料

1.观察对象的选择和分组

（1）对照组：11人。不管有否胸闷或心前区不适,只要心电图正常和心

功检查中 PEP/LVET 比值小于 0.40 者,划为对照组。

（2）冠心病一组：24 人。休息时心电图有下列明显异常：ST－T 呈缺血型下移超过 0.05mV,和（或）以 R 波为主导联中 R 波平坦、倒置,心功检查中 PEP/LVET 比值大于 0.40 者,归为本组。

（3）冠心病二组,为陈旧性心肌梗塞组,11 人。不管其梗塞部位和范围,也不论其 PEP/LVET 值为若干,只要心电图出现异常 Q 波,均列入本组。

这三组中,凡有房室传导阻滞,室内传导阻滞,QRS 综合波>0.11 秒,房性、交界性或室性期前收缩、心房颤动等心律不整,以及并发瓣膜病变,急性或慢性心力衰竭者均不列为观察对象。

检查时间均在上午 8~11 点,室温维持在 15℃ 以上,针前描记 1 次常规心电图和心功图,后针刺内关穴（双侧）,留针半小时,留针期间捻转 2~3 次,起针后再描记 1 次心电图和心功图。

2. 心功检查的方法

（1）标准肢导联 Ⅱ 的心电图。

（2）心音图。探头的位置放在胸骨左缘第三肋间隙,以便明确记录第一和第二心音。

（3）颈动脉搏动图。用自制的探头,时间常数为 1.5 秒,记录时将探头放在右侧颈总动脉搏动最明显处。

（4）心尖搏动图。用自制的探头,时间常数为 0.9 秒,记录时病人取半左侧卧位,左臂抬高过头,使肋间隙加宽。探头位置放心尖搏动最明显处。

以上各图形先在示波器上观察,待图形满意后再行笔描。纸速为 50 毫米/秒,测量时准确度到 5 毫秒。

3. 测量的项目

（1）总电机械收缩时间（$Q-S_2$）。从心电图的 q 波开始（若无 q 波从 R 波）,到第二心音的主动脉瓣成分。$Q-S_2$ 与心率相关。按河北新医大所计算的回归方程式校正[7],$Q-S_2 = 473.2-1.17HR$。

（2）左室射血时间（LVET）。从颈动脉图中升支的起点到重搏波切迹的最低点。按心率校正的回归方程为 $LVET=346.29-0.7HR$。

（3）射血前期（PEP）。将 $Q-S_2$ 减 LVET。心率校正的回归方程式为

PEP = 125.47−0.46HR。

（4）PEP/LVET 比值。在正常心律范围内不受心率影响,用未经校正的 PEP 和 LVET。凡超过 0.40 者认为心缩功能减退。

（二）结果

由于 $Q-S_2$、LVET、PEP 与心率相关,针刺前后的心率有所变动,因此这三项都用回归方程式校正。将实测数据减校正后的数据得出两者的差数。在 $Q-S_2$ 和 PEP 项中,将针前的差数减针后的差数,而 LVET 项中将针后的差数减针前的差数(使之得到正数)。分别得到 $\triangle Q-S_2$,$\triangle$LVET,$\triangle$PEP。然后三个组的 $\triangle$ 值用统计学处理,并测定其显著性。针刺内关穴前后心功变化经统计如下:

（1）心率:缺血型组针刺内关穴后心率无明显改变。陈旧性心肌梗塞组,针刺内关穴后心率减慢,与对照组的差别有统计学意义。

（2）总电机械收缩时间($Q-S_2$)。针刺后缺血型组、陈旧性心肌梗塞组与对照组比较均无差别($P>0.05$)。

（3）左室射血时间(LVET)。针刺后陈旧性心肌梗塞组的 LVET 与对照组无差别。但缺血型组针刺内关穴后 LVET 较对照组延长 12.4 毫秒($P<0.05$)。

（4）射血前期(PEP)。针刺内关穴后心肌梗塞组的 PEP 与对照组无差别。缺血型组针刺内关穴后 PEP 较对照组缩短 15.1 毫秒($P<0.05$)。

（5）PEP/LVET 比值。针刺内关穴后陈旧性心肌梗塞组的 PEP/LVET 与对照组无差别,但缺血型组针刺后 PEP/LVET 的比值较对照组缩小 0.082($P<0.001$)。

（三）讨论

心缩间期各项数据,因方法不同,所得结果也不相同[7-9]。本组所用的方法和测得的结果与河北新医大生理教研组的结果接近。由于两组数据接近,所以用心率校正 $Q-S_2$,LVET 和 PEP 时采用河北新医大的回归方程式。针刺内关穴能影响冠心病人心脏功能,已无疑问。除我们[1-3]报告心电图 T_{V4-6} 升高,且有特异性外,国内有些单位用超声心动图为指标,也获得相同的结论。

　　本文报告心电图呈缺血型改变的冠心病患者,针刺内关穴后心缩力量增强,心尖搏动图中 A%降低,这与北京中医研究院针灸经络研究所的结果基本一致[10]。我们观察,只有心电图呈明显缺血型改变者,针刺之后才能看到心缩功能改善,而陈旧性心肌梗塞或休息心电图为正常的冠心病人针刺后的心功改善不甚明显。其无明显改变的原因一是这些人的冠状动脉的某一支堵塞,已失去功能;二是多数陈旧性心肌梗塞病人左心室舒张末期压力升高(由于心室壁顺应性减低),而全身动脉舒张压正常,甚或降低,所以在等容收缩期中无须很高的压力就可推开半月瓣,尽管这些人的 dP/dt 是异常的,而 PEP 尚可在"正常"范围之内[11]。这可能是文献中心肌梗塞病人心功测定结果相矛盾原因之一。针刺对早期冠心病人心缩功能无明显作用的原因,可能也有两方面。一是早期冠心病人的心肌收缩性还未降低,或已代偿;二是这种间接的心功测定方法还不够灵敏。近来国外报告用冠状动脉造影法将冠状动脉堵塞的程度分为 0、1、2、3 级。0 级为未堵塞,1~3 级分别为 1 支、2 支或 3 支冠状动脉堵塞,每支堵塞均在 70%以上。在做心功测定时,必须到 2 级时,PEP 延长和 PEP/LVET 缩小才有统计学意义[12-13]。Stack[8]提出类似的报告,对 26 名冠心病人做冠脉造影,一根堵塞达 70%以上者,心功异常者不到 30%。二根以上堵塞者,心功异常者才超过 80%。

　　针刺内关穴改善冠心病人心缩功能的原因,除增加冠脉流量外,还可能与针刺对心脏的正性心缩力作用,降低了心肌耗氧量或降低外周阻力以减轻后负荷导致 PEP 缩短有关。是单个因素还是诸因素共起作用,是今后要解决的课题。

（四）结论

　　对 11 名正常心电图人(对照组),24 名缺血型心电图人和 11 名陈旧性心肌梗塞人进行针刺内关穴前后心缩功能检查。缺血型心电图组针刺后 LVET 延长,PEP 缩短,PEP/LVET 比值缩短表明心功改善。陈旧性心肌梗塞组针刺后,除心率减慢外无其他显著差别。

参考文献：

［1］山东医学院经络针麻原理研究组.针刺"内关""郄门""心应"对冠心病患者左胸导联 T 波影响的观察.山东医学院：医药学报.1975,（1）：23.

［2］山东医学院经络针麻原理研究组."内关"穴位特异性的研究（一）内关穴与温溜穴的比较.山东医学院：医药学报.1975,（1）：28.

［3］山东医学院经络针麻原理研究组,山东中医学院附属中医院新医疗法科.内关穴位特异性的研究（二）内关穴与外关穴的比较.针刺麻醉.1977,（2、3）：15.

［4］山东医学院经络针麻原理研究组.电针刺激狗"内关"区和"足三里"区对冠状窦流出量的影响.山东医学院：医药学报.1977,（2）：42.

［5］中医研究院针灸研究所心血管组.针刺治疗冠心病 44 例疗效观察.中华内科杂志.1977,（2）：210.

［6］刁承龙等.电针治疗 110 例冠心病的临床疗效.中华内科杂志.1977,（2）：70.

［7］河北新医大学生理教组：心缩间期测定的生理基础和临床应用.内部交流资料.1977.

［8］Stack R. S. 等. Am. J. Cardiol. 37：331,1976.

［9］Eabian J. 等. Brit. HeartJ. 34：874,1972.

［10］赵长信,荆尔宾,孟竞壁,须惠仁,刘瑞庭.针刺对冠心病、心绞痛病人左心室功能状态的影响.中西医结合防治研究心血管病资料 8.北京中医研究院内部交流资料.1977：60－68.

［11］Lewis R. 等. Am. J. Cardiol. 37：787,1976.

［12］Meng R. 等. Am. HeartJ. 90：134,1975.

［13］Manaski R. E. 等. Am. J. Cardiol. 35：1,1975.